Maren Lünn

Die
Lünn
Molke
Diät

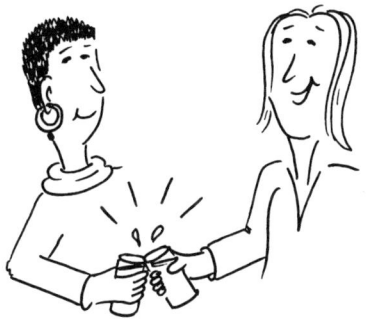

Mit Molke auf einfache
Weise zur Wunschfigur

Wichtiger Hinweis

Die Empfehlungen und Ratschläge in diesem Buch sind von der Autorin und vom Verlag sehr sorgfältig erwogen und geprüft; eine Garantie kann dennoch nicht übernommen werden. Eine Haftung der Autorin bzw. des Verlags und seiner Beauftragten für Personen-, Sach- und Vermögensschäden ist ausgeschlossen.

Einige der von der Autorin vertretenen Auffassungen in diesem Buch können von jenen der allgemein anerkannten medizinischen Wissenschaft abweichen. Jeder Leser ist daher aufgefordert, in eigener Verantwortung zu entscheiden, ob die Empfehlungen und Ratschläge in diesem Buch für ihn nützlich sein können, das für ihn ideale Körpergewicht zu erzielen. Wer sich nicht sicher ist, muß einen Arzt zu Rate ziehen.

Ferner kann dieses Buch in keinem Fall eine medizinische Behandlung durch einen Arzt ersetzen.

Impressum

© 1999, Dipl.-Ing. (FH) Jürgen Schmidt, Kleiststraße 31, 69514 Laudenbach

Rezepte: Maren Lünn und Dr. Elke Wagner-Pommerenke
Illustration: Jochen Diehl
Gemälde Titelseite: E. Schork
Satz (Umschlag): Lasertype Satz- und Grafik-Atelier GmbH
Druck: Druck Partner Rübelmann GmbH, 69502 Hemsbach
Printed in Germany

ISBN 3-9806026-2-1

Inhaltsverzeichnis

Molke – Schlankheit und Schönheit für Ihre Zukunft

Was macht die Molke zum idealen Schlankheitsdrink?

Molke ist die Flüssigkeit, die bei der Käseherstellung nach Abtrennung der Käsemasse und des Fettes aus Milch anfällt. Weshalb nun gerade die Molke geeignet ist, Ihre Bemühungen um Attraktivität und Schönheit zu unterstützen, liegt an ihrer Vielseitigkeit. Mir ist kein anderes Lebens- oder Schlankheitsmittel bekannt, welches den Wirkungen, die den traditionellen Ruf der Molke begründen, nahe kommt.

Wie der Reis, die Kartoffel oder der Apfel ist die Molke eines der wertvollsten Lebensmittel die wir haben. Ziel dieses Buches ist es, den außerordentlichen Nutzen der Molke bei der Molke-Schlankheitskur herauszustellen und zu zeigen, wie einfach man mit Molke abnehmen kann. Darüber hinaus wird erfahrungsgemäß der gefürchtete Jo-Jo-Effekt durch die typischen Eigenschaften der Molke unterdrückt.

Sie können auf verschiedene Weise mit Molke Ihr Wunschgewicht beziehungsweise Ihr Idealgewicht erreichen. Dabei können Sie eine Molkenfastenkur, eine Molkenkur kombiniert mit Obst- und Gemüseverzehr oder eine Molkenkur in Verbindung mit einer kalorienreduzierten Kost durchführen. Eine weitere Anwendungsmöglichkeit ist auch der Ersatz von Süßigkeiten durch die Molke oder die Einbindung der Molkendrinks in eine gesunde Vollwertkost.

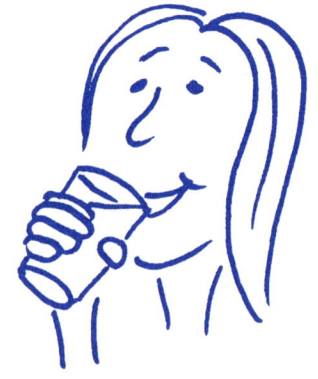

Ein starkes Fehlverhalten in der Ernährung kann die Molke nicht wettmachen. In Verbindung mit einer gesunden, vollwertigen Ernährung vollbringt sie jedoch wahre Wunder. Der vielseitige Einfluss der Molke auf das gesamte Stoffwechselgeschehen begründet ihre schlankheitsaktive Wirkung. Wie Sie die Molke einsetzen können und wie Molke mit anderen Nahrungsmittel in Wechselwirkung steht, zeigt Ihnen dieses Buch.

Der Jo-Jo-Effekt und die Hungersnot

„Diäten funktionieren nicht. Wenn man mit ihnen aufhört, nimmt man wieder zu." Diese Aussage haben Sie bestimmt schon des öfteren gehört. Gemeint ist der Jo-Jo-Effekt der sich nach vielen Diäten einstellt. Sie haben beispielsweise innerhalb 4 Wochen 5 kg abgenommen und nehmen in den nächsten 3 Wochen 6 kg zu. An diesem Punkt fangen viele Abnehmwillige zu verzweifeln an. Anstatt sich in Ruhe zu überlegen, wieso dieser Effekt eintritt, stürzen sich die meisten wieder in eine neue Diät. Innerhalb eines Jahres erreichen einige dann die stattliche Anzahl von mehr als 10 Diäten. Jedoch ist dann am Jahresende das Körpergewicht höher als zu Jahresbeginn. Wer dieses Phänomen einmal verstanden hat, wird den Nutzen der Molke erkennen.

In der Urzeit waren Hungersnöte an der Tagesordnung

In der Regel wird bei herkömmlichen Diäten die Kalorienzufuhr begrenzt. Unser Unterbewusstsein kann jedoch nicht erkennen, dass wir bewusst die Essenszufuhr einschränken. Es ist nun der Meinung, dass wir an Hunger leiden und versucht darauf hin, mit einer ausgefeilten Überlebenstaktik, diese Hungersnot so unbeschadet wie nur möglich zu überstehen.

Als die Menschheit noch in Felsenhöhlen wohnte und mit der Keule auf Nahrungssuche ging, waren Hungersnöte und Nahrungsmangel an der Tagesordnung. Die Natur entwickelte daraufhin eine ausgeklügelte Strategie. In Notzeiten werden der Stoffwechsel und alle energieverbrauchende Funktionen des Körpers auf ein Minimum gedrosselt. Eben so weit herunter, dass ein Überleben ohne Nahrung gerade noch möglich ist. Der Organismus baut zur Nährstoffgewinnung körpereigene Substanzen ab. Das Körperfett bleibt zunächst unangetastet, dafür müssen die Muskeln und die eiweißhaltigen Organe als Eiweißdepot zur Verfügung stehen. Erst danach wird das Körperfett zum Energiegewinn aufgebraucht. Nach der <u>Hungersnot</u> wird dann regelrecht gefressen, um die verlorenen Pfunde wieder aufzubauen und um Fettvorräte für die nächste Hungersnot anzusammeln.

Das Unterbewusstsein des modernen Menschen lebt noch in der Urzeit

Ob man es möchte oder nicht, das Unterbewusstsein des modernen Menschen, Ende des zwanzigsten und Anfang des einundzwanzigsten Jahrhunderts, ist noch immer auf die Zeit der Höhlen und Keulen programmiert. Sobald die Kalorienzufuhr aufgrund einer Diät eingeschränkt wird, löst dies einen Hungeralarm und nachfolgend eine Reihe von biochemischen Reaktionen aus. Das Unterbewusstsein signalisiert allen Organen eine Hungersnot. Der Stoffwechsel wird gedrosselt. Es wird weniger Körperenergie verbraucht. Dem Körper reichen dann zum

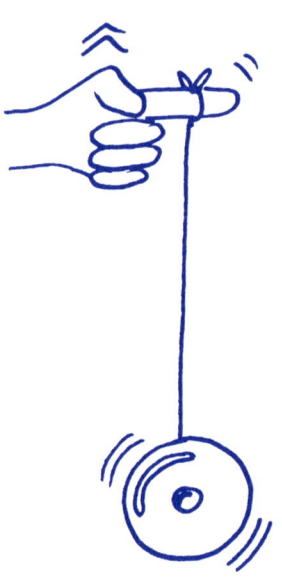

Überleben die zugeführten 1000 oder 1500 Tageskilokalorien einer Diät aus. Ein Abnehmen erscheint unmöglich. Wird nach der Diät wieder wie gewohnt gegessen, dauert es eine Weile bis der gedrosselte Stoffwechsel wieder normal arbeitet. In dieser Zeit wird nun mit der üblichen Nahrungsmenge einfach zuviel Energie zugeführt, so dass der Körper einen Energieüberschuss erhält. Dieser Überschuss wird in den Fettzellen gespeichert. Man erreicht rasch das ursprüngliche Körpergewicht und übertrifft dieses sogar aufgrund des zuvor gedrosselten Stoffwechsels. Die als normal empfundene Nahrungsmenge ist jetzt zuviel.

Das Ernährungsverhalten muss optimiert werden

Dieser Jo-Jo-Effekt muss nun, um eine dauerhafte Gewichtsreduktion zu erreichen, vermieden werden. Nach einer kalorienreduzierten Diät darf die tägliche Nahrungsmenge nur sehr langsam gesteigert werden. Nach einer beispielsweise vierwöchigen Diät sollte man sich mindestens vier bis acht Wochen Zeit nehmen, um die als normal empfundene Kalorien- und Nahrungsmenge zu erreichen. Zudem muss unbedingt das Ernährungsverhalten verändert werden, denn dieses war ja schuld am Übergewicht. Sollten Sie Ihr Ernährungsverhalten nicht ändern, werden Sie auch Ihr neugewonnenes Gewicht nicht lange halten können. Zudem müssen Sie bei einer kalorienreduzierten Diät darauf achten, dass Sie genug Vitalstoffe, Vitamine, Mineralstoffe und ungesättigte Fettsäuren aufnehmen. Ebenso muss der tägliche Eiweißbedarf gedeckt werden, ansonsten baut der Organismus anstatt Körperfett beispielsweise Muskeln ab. Der Organismus erfasst nicht nur, dass zu wenig Kalorien mit der Nahrung aufgenommen werden, er registriert auch jeglichen Mangel an Vitaminen, Mineralstoffen und sämtlichen anderen essentiellen Stoffen. Erfahrungsgemäß schaltet der Stoffwechsel Ihres Körpers bei einem Mangel an diesen notwendigen Mikronährstoffen auf Sparflamme um. Er spart sozusagen Energie, weil Sie zu wenig Vitamine oder Mineralstoffe aufnehmen. Einen Mangel an diesen elementaren Nährstoffen setzt er mit einer Hungersnot gleich, in der logischer Weise auch weniger Vitalstoffe aufgenommen werden.

Somit würde sich auch erklären lassen, weshalb es sehr viele Personen gibt, die trotz einer monate- oder jahrelangen geringen Nahrungszufuhr Übergewicht haben. Diese Personen leiden fortwährend unter einem Nährstoffmangel. Der Organismus wähnt sich Tag für Tag in einer Hungersnot und spart somit Energie, wo es ihm nur möglich ist. Statt auf Hochtouren zu laufen, lebt er jahrelang lediglich auf Sparflamme. Die aufgenommene Nahrung, die bei einem normal arbeitenden Organismus zur Gewichtsabnahme führen würde, führt bei diesen Personen zu einem Gewichtsstillstand.

Muskeln und Fett

Überdies manövrieren sich Abnehmwillige fast immer in einen Teufelskreis. Bei jeder Gewichtsabnahme werden nicht nur Fett sondern auch Muskeln abgebaut. Sobald der Jo-Jo-Effekt eintritt, wird aber fast nur Fettmasse aufgebaut. Sie nehmen beispielsweise während einer Diät 2 kg Muskeln und 3 kg Fett ab, also 5 kg insgesamt. Durch den anstehenden Jo-Jo-Effekt nehmen Sie wieder 5 kg zu, aber diesmal nur Fett. Am Ende haben Sie 2 kg Muskeln durch 2 kg Fett ausgetauscht. Wenn mehrere Diäten nacheinander durchgeführt werden, wird sukzessiv die vorhandene Muskelmasse gegen ein Fettpolster ausgetauscht. Wie im nachfolgenden Kapitel dargestellt, zieht dies verheerende Folgen in der Energiebilanz mit sich.

Der Organismus verbraucht in Ruhe eine bestimmte Menge an Energie. Diese Energiemenge in absoluter Ruhe, beispielsweise im Schlaf, nennt man Grundumsatz. Ein erwachsener Mensch verbraucht pro Kilogramm Körpergewicht und pro Stunde etwa eine Kilokalorie (kcal). Für einen 60 kg schweren Menschen wären dies innerhalb 24 Stunden 1440 Kilokalorien. Muskelzellen verbrauchen viel Energie, Fettzellen dagegen sehr wenig. Auf diese Weise können zwei gleich schwere Menschen, von denen der eine ein Sportler mit austrainierten Muskeln ist, der andere jedoch einen hohen Körperfettanteil besitzt, einen unterschiedlichen Grundumsatz haben. Das bedeutet, je mehr Muskelmasse gegen Fettmasse ausgetauscht wird, umso geringer ist der Energieverbrauch. Nach einem Jo-Jo-Effekt, bei dem der Körper nur Fett aufgebaut hat, führt die gleiche Nahrungsmenge die vor der Diät gegessen wurde folglich zum Zunehmen, denn es stehen weniger Energie verbrauchende Muskeln zur Verfügung.

Hierzu ein Beispiel:
Person A:
60 kg Körpergewicht / davon 8 kg Muskelmasse und 3 kg Fettmasse
Person B:
60 kg Körpergewicht / davon 3 kg Muskelmasse und 8 kg Fettmasse

Person A hat einen Grundumsatz von 1440 Kilokalorien, Person B hat aufgrund seiner geringeren Muskelmasse nur einen Grundumsatz von

1340 Kilokalorien. Eine Nahrungszufuhr von genau 1440 Kilokalorien würde bei Person B zur Gewichtszunahme führen.

Eine Abnahme der Muskelmasse hat, wie dargestellt, eine Abnahme des Grundumsatzes zur Folge. Dies wäre nun eine weitere Erklärung, weshalb viele Personen trotz geringer Nahrungszufuhr nicht mehr abnehmen können.

Der Organismus arbeitet auf Sparflamme

- Der Organismus schaltet auf Sparflamme, da er zu wenig Nährstoffe in Form von Eiweiß, Kohlenhydraten oder Fett erhält.
- Der Organismus schaltet auf Sparflamme, da zu wenig Mikronährstoffe in Form von Vitaminen, Mineralstoffen oder Spurenelementen zugeführt werden.
- Durch jahrelanges Diäten wurde die Muskelmasse gegen Fettmasse ausgetauscht, somit verringert sich der Grund-Energieverbrauch des Körpers.

Die genannten Gründe zeigen, warum trotz geringer Nahrungszufuhr eine Gewichtsabnahme ausbleiben kann. Die Energiezufuhr ist immer noch größer als der Energieverbrauch.

Diesem Phänomen bin ich im Laufe meiner langjährigen beruflichen Tätigkeit schon sehr oft begegnet. Der Tagesablauf bezüglich der Ernährung der Personen, die unter diesem Phänomen leiden ist oftmals sehr ähnlich. Morgens wird sehr spartanisch gegessen oder das Frühstück fällt ganz aus, stattdessen werden zwei bis drei Tassen Kaffee getrunken. Um 10 Uhr vormittags gibt es eine kleine Mahlzeit, bevor mittags die erste richtige Mahlzeit eingenommen wird. Nachmittags wird sich mit einem Joghurt, einem Stück Obst oder ein paar Süßigkeiten beholfen und abends wird eine Grapefruit verzehrt. Die Grapefruit ist bei Abnehmwilligen übrigens sehr beliebt, da sie sehr kalorienarm sein soll. Äpfel und Birnen haben jedoch genau so wenig Kalorien und sämtliche Beerensorten weisen sogar einen noch geringeren Kaloriengehalt als die Grapefruit auf.

Kommt Ihnen das vorstehende Tagesprogramm bekannt vor und haben Sie auch ständig Übergewicht, obwohl Sie der Meinung sind, dass Sie ständig „wenig" essen? Der Organismus denkt bei solch einer Ernährungsweise an Hungersnot und schaltet auf Sparflamme. Es herrscht ein absoluter Mangel an Vitaminen, Mineralstoffen, ungesättigten Fettsäuren und hochwertigem Eiweiß. Die kalorienarme Grapefruit bewirkt genau das Gegenteil: der Körper vermisst bei dieser Abendmahlzeit beispielsweise das lebensnotwendige Eiweiß und versucht nun diesem Nährstoffmangel entgegen zu wirken. Der Organismus möchte bei dieser Ernährungsweise aus den oben genannten Gründen überhaupt nicht abnehmen. Im Gegenteil, aus den wenigen Kalorien die noch zugeführt werden, werden Fettpolster aufgebaut.

Auch wenn dies ein besonders grasses Beispiel darstellt, werden Sie nun verstehen, weshalb eine vollwertige, vitalstoffhaltige Ernährung so wichtig ist.
Ähnlich ergeht es denen, die mit dem Auslassen von Mahlzeiten versuchen ihr Körpergewicht zu reduzieren. So wird oft in weiser Voraussicht auf beispielsweise einem Kaffeekränzchen das Mittagessen ausgelassen. Durch die eingesparten Kalorien kann dann nachmittags ein oder zwei Stück Torte verzehrt werden. Die Kalorienzahl ist doch dieselbe. *Denken Sie auch so?*

Auf diese Weise wären Sie fehlernährt und würden in dreifacher Weise Ihren Organismus dazu veranlassen, Fettpölsterchen zu bilden:
- Das Mittagessen fällt aus, der Organismus bekommt somit eine Hungersnot signalisiert und drosselt seinen Energieverbrauch.
- Durch das ausgefallene Mittagessen wird ein Stück Torte mehr gegessen. Dieses eine Stück Torte wirkt sich aufgrund seines hohen Zucker- und Fettanteils negativer auf das Körpergewicht aus als eine vernünftige gesunde Mittagsmahlzeit.
- Überdies wurden mit der Torte und dem fehlenden Mittagessen zu wenig bzw. keine Vitalstoffe zugeführt. Der Organismus drosselt seinen Energieverbrauch infolgedessen noch stärker.

Lassen Sie deshalb auf keinen Fall Mahlzeiten aus. Sie müssen Ihren Organismus täglich mit mehreren Mahlzeiten in Schwung halten.

Die zeitliche Begrenzung herkömmlicher Diäten

Herkömmliche Diäten haben ein Manko. Wenn Sie Ihre Diät 4 Wochen mühselig durchgehalten haben, verfallen Sie danach wieder in Ihre alten, falschen Ernährungsgewohnheiten. Zum einen müssen Sie Ihre Diät nach einer bestimmten Zeit abbrechen, da Diäten im allgemeinen einseitig, teuer oder ungeeignet sind. Zum anderen waren Ihre Ernährungsgewohnheiten höchstwahrscheinlich falsch, sonst hätten Sie kein Übergewicht. Hier kann ich Ihnen nun den entscheidenden Vorteil der Molke deutlich machen. Mit dem Trinken von Molke müssen Sie keineswegs abbrechen. Kuren mit der Molke können Sie Monat für Monat. Sollten Ihnen die Molkendrinks bei dem Erreichen Ihres Zielgewichtes geholfen haben, so spricht nichts dagegen, auch weiterhin die Molke zu trinken, ohne Unterbrechung. Im eigentlichen Sinne ist die Molke ein Lebensmittel. Eben eines, das hervorragende Eigenschaften als Entschlackungs- und Gewichtsreduktionsmittel besitzt. Daher können Sie die Molke dauerhaft verwenden. Damit meine ich das ganze Jahr hindurch.

Überdies entspricht die Molke den Anforderungen die an ein Schlankheitsprodukt gestellt werden. Molke ist ein ganzjähriges, natürliches Lebensmittel für die schlanke Linie. Sie wollen doch nicht das ganze Jahr über Pharmazeutika und chemische Substanzen in sich hineinstopfen, um zu einem natürlichen Aussehen zu gelangen? Nebenwirkungen wie beispielsweise während der Eierdiät, bei der man tagelang hartgekochte Eier in sich hineinstopft und dadurch Verstopfung bekommt, sind bei der Molkenkur nicht bekannt. Außer dass Ihr Stuhlgang reibungslos verläuft, dass Ihre Haut straff, schön und glatt wird oder dass Sie neben einer Menge an Vitalstoffen noch qualitativ hochwertigste Nährstoffe einnehmen sind mir keine Nebenwirkungen bekannt. Lediglich Personen die an einer Milchallergie oder an einer Lactoseintoleranz leiden dürfen die Molke nur bedingt trinken. Solche Intoleranzen oder Allergien sind nichts außergewöhnliches, fast jedes Lebensmittel bewirkt irgendeine Unverträglichkeit. Seien es Südfrüchte, Hülsenfrüchte, Samen oder Getreide. Die betroffenen Personen wissen in der Regel, gegen welche Lebensmittel sie eine Unverträglichkeit aufweisen.

Molke – light und trendy

Molke ist mit weniger als 50 kcal pro 200 ml tatsächlich ein Light-Produkt. Dies kann man von anderen Nahrungsmittel, die diese Bezeichnung tragen, oft kaum behaupten. Zudem ist das Angebot an sogenannten Light-Artikel sehr verwirrend. Dies liegt daran, dass der Gesetzgeber für diese Sparte bisher keine klaren Gesetze vorsieht. Die Begriffe „light" oder „leicht" sind somit nicht geschützt. So ist es möglich, dass stark fettreiche Wurst- und Käsewaren mit der Aufschrift „Diät" im Handel sind. Beim Gang durch die Regale der Lebensmittelmärkte habe ich im Gegensatz dazu schon viele Lebensmittel entdeckt, die zwar keine Light-Bezeichnung trugen aber dennoch fett- und kalorienärmer waren als extra gekennzeichnete Light-Produkte.

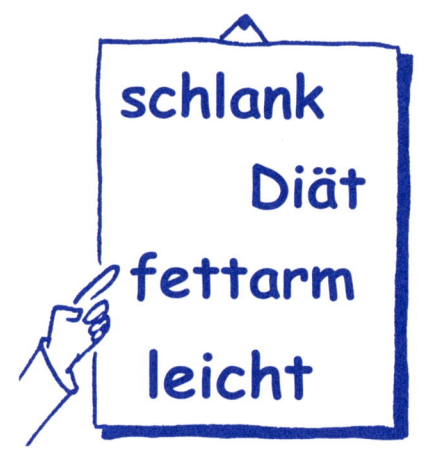

Sicherheit können Sie sich nur verschaffen, wenn Sie das Kleingedruckte lesen. Auf den Lebensmittelverpackungen finden Sie meist eine Nährwerttabelle. In dieser Tabelle muss neben dem Brennwert (Kalorienangabe) der Gehalt an Fett, Kohlenhydrate und Eiweiß pro 100 Gramm Produkt angegeben sein. Diese Angaben unterliegen der gesetzlichen Kennzeichnung, so dass Sie mit Sicherheit erkennen können, ob ein Produkt „light" ist oder nicht.

Auch die Bezeichnung „Diät" ist nicht gesetzlich geschützt und hat auch nicht unbedingt etwas mit einer Gewichtsabnahme zu tun. So dürfen Nahrungsmittel mit „Diät" bezeichnet werden, wenn diese keinen Haushaltszucker enthalten und zu dem auf der Verpackung ein Hinweis vermerkt ist, dass sie als „Diätetisches Lebensmittel" für eine bestimmte Ernährungsweise geeignet sind.

Beispielsweise müssen diätetische Lebensmittel für Personen die an Gicht leiden streng purinarm sein. Menschen mit chronischem Bluthochdruck müssen auf eine natriumarme Diät achten. Was nichts anderes heißt, als dass sie sich kochsalzarm ernähren müssen. Sie sehen, eine natriumarme oder purinarme Diät ist nicht unbedingt mit einer Abmagerungsdiät gleich zu setzen und Diätetische Lebensmittel müssen nicht unbedingt zum Gewichtsverlust geeignet sein.

Ihnen bleibt daher nichts anderes übrig, als die Nährwerttabellen zu studieren und darauf zu achten, aus welchen Zutaten ein Produkt besteht. Denn ebenso wichtig wie die Nährwertangaben für Fett, Kohlenhydrate und Eiweiß ist die Verwertbarkeit dieser Nährstoffe. Für das Eiweiß, auch Protein genannt, gibt es beispielsweise den Begriff „biologische Wertigkeit". Die „biologische Wertigkeit" zeigt an, welchen Nutzen dieses Eiweiß für den menschlichen Körper hat. Je höher die Zahlenangabe der „biologischen Wertigkeit" eines Nahrungseiweißes ist, umso wertvoller ist es für den Menschen. Die „biologische Wertigkeit" für das Molkeneiweiß in der Molke wird mit ca. 104 angegeben, hingegen ist die Wertigkeit für das Käseeiweiß im Käse kleiner 80. Molkeneiweiß ist somit für den menschlichen Organismus hochwertiger als Käseeiweiß. Auch Eiprotein, Fleischprotein oder Fischprotein reichen nicht an die hohe Wertigkeit des Molkeneiweißes heran. Bei den Grundnahrungsmittel wie Obst, Gemüse, Kartoffeln, Reis oder auch Molke machen Sie hinsichtlich Verwertbarkeit und der diätetischen Eignung sicher nichts falsch.

Nährwertangaben für die „Light-Lebensmittel" Kartoffel, Reis und Molke:

	Molke 100 g	Kartoffel roh 100 g	Reis gekocht 100 g
Brennwert	23 kcal	71 kcal	108 kcal
Eiweiß	0,7 g	2,0 g	2,0 g
Fett	0,2 g	0,1 g	0,2 g
Kohlenhydrate	5 g	15 g	24 g

Serotonin und Molke

Serotonin ist eine Substanz, die positiven Einfluß auf unsere Stimmungslage nimmt. Ab einem bestimmten Serotoninspiegel sind wir aufgeheitert und gut gelaunt. Wir fühlen uns einfach wohl. Bei einem niedrigen Serotoninspiegel befinden wir uns in einem Stimmungstief. Wir fühlen uns bedrückt, niedergeschlagen und depressiv.

Serotonin wird im Organismus aus der Aminosäure Tryptophan gebildet. Tryptophan ist eine essentielle (essentiell: der Organismus kann diese Aminosäure nicht herstellen), lebensnotwendige Aminosäure die im Eiweiß von Fleisch, Fisch, Ei oder Molke enthalten ist.

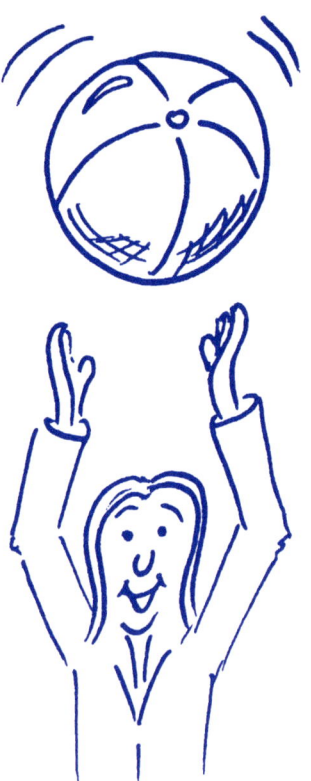

Neben der körpereigenen Serotonin-Produktion kann durch den Verzehr bestimmter kohlenhydratreicher Nahrungsmittel die Bildung von Serotonin aufgrund verschiedener begleitender Vorgänge aktiviert werden.

Es wäre zu diskutieren, ob der besondere Wohlfühleffekt, der während einer Molkenkur entsteht, auf die Serotoninbildung zurückzuführen ist. Überdies dient Serotonin scheinbar als Signalgeber für das Sättigungsempfinden. Unser Organismus würde dann aufgrund des durch die Molke gebildeten Serotonins die Meldung erhalten: „Ich bin satt".

Molke heitert auf

Molke ist reichhaltig mit den Muntermachern Milchzucker und Molkeneiweiß bestückt. Daher ist bei einer Molkenkur eine aufkommende depressive Stimmung wohl auszuschließen. Dies bestätigen mir mitgeteilte Erfahrungen. Molkentrinken heitert auf und man ist ständig gut gelaunt.

Gerade während eiweißarmen Diäten ist man oftmals in einer depressiven Stimmung und läuft dabei stets Gefahr die Gemütsverfassung mit Schokolade oder anderem zuckerhaltigem Naschwerk aufzuheitern. Durch die Zuckerzufuhr kann die Serotoninbildung scheinbar gesteigert werden, was jedoch nur von kurzer Dauer ist. Ständiger Süßigkeitennachschub, um die Serotoninbildung dauerhaft anzukurbeln, wäre die Folge. Bei den meisten Diäten erfährt man ein Stimmungstief. Bei der Molke-Diät sollte dies nicht erfolgen. Sobald die Molke über den Tag verteilt getrunken wird, bekommt der Körper ausreichend Milchzucker und Molkeneiweiß angeboten. Der Milchzucker sorgt überdies für einen stabilen Blutzuckerspiegel. Dies wären dann die notwendigen Voraussetzungen für eine dauerhaft schlanke Linie. Der Süßhunger kann somit unterdrückt werden.

Übergewicht und Verdauung

Übergewicht kennt viele Ursachen. Nicht nur eine übersteigerte Nahrungszufuhr oder zu wenig Bewegung, ja auch Verdauungsbeschwerden können zu Übergewicht führen. Besonders bei beleibten Personen sind die Störungen im Dünn- und Dickdarm hausgemacht. Verstopfung, Völlegefühl, chronische Darmbeschwerden wie Entzündungen, Durchfall oder Blähungen sind die Folgen einer fett- und kalorienreichen Ernährung. Sind dann erstmals die Darmvorgänge in Unordnung gebracht, unterstützt dies den Fettansatz zusätzlich.

Reflexe werden ausgeschaltet

Natürliche Reflexe des Darmtraktes werden bei Darmstörungen teilweise ausgeschaltet, so dass Sie das Gefühl für die richtige Nahrungsmenge verlieren. Der Darm kann Ihnen nicht mehr „mitteilen", das die aufgenommene Nahrungsmenge genügt. Folglich wird automatisch mehr gegessen.

17

Nährstoffmangel entsteht

Der Missstand im Darm sorgt auch dafür, dass die Nahrung nicht mehr richtig verdaut wird. Nähr- und Vitalstoffe werden durch die mangelhafte Verdauung dem Organismus entzogen. Die Folgen dieses Nährstoffmangels sind in erster Linie Müdigkeit und Niedergeschlagenheit. Folglich läuft der Organismus nicht mehr auf Hochtouren und verbraucht weniger Energie. Für die Gewichtsabnahme ist dies negativ. Denn gerade beim Abnehmen müssen der Organismus und sämtliche Stoffwechselprozesse optimal aktiviert werden. Daher minimieren sich die Nähr- und Vitalstoffe während der Diät nicht nur durch die verminderte Nahrungszufuhr sondern auch durch den Missstand im Darm. Dieser doppelte Mangel wirkt sich verheerend aus. Beispielsweise indem Nebenwirkungen und Mangelerscheinungen wie brüchige Fingernägel, Haarausfall oder Muskelschwund auftreten.

Kranker Darm erzeugt Fettansatz

Bei der ungeregelten Verdauung entstehen überdies sehr viele Schlacken, Giftstoffe und unverarbeiteter Nahrungsbrei. Statt dass die Nährstoffe wie bei einem gesunden Magen-Darm-System über das Blut an die Stellen transportiert werden an denen die Organe sie brauchen, werden nun die Schlacken in das Bindegewebe geschleust. Ebenso landet der unverarbeitete Nahrungsbrei als Fettablagerung im Bindegewebe. Die Pölsterchen aus Schlacken, Fettzellen und dadurch gebundenes überschüssiges Wasser verdankt man dann der gestörten Verdauung. Ein beträchtlicher Fettansatz kann dadurch entstehen.

Kranker Darm durch Stress

Ein krankes Darmsystem muss seine Ursache nicht immer in der Völlerei haben. Auch Stress kann den Magen- und Darmtrakt gehörig in Unordnung bringen. Auf diese Weise nehmen plötzlich Normalgewichtige an Gewicht zu, ohne dass sie mehr essen. Der Grund ist im kranken Darm zu suchen. Wie schon oben beschrieben, kann daraus ein erheblicher Fettansatz resultieren. Sie sehen, dass die Ursache für Übergewicht nicht immer nur mit zu viel Essen und zu wenig Bewegung zusammen hängt.

Die positive Wirkung der Molke auf den Darm

Wie bedeutsam ein funktionierendes Darmsystem für Ihren Körper ist, haben Sie nun erkannt. Nun läßt sich auch erklären, warum die Molke für Ihr Idealgewicht so wichtig ist.

Ein Grund für die Anwendung der Molke ist ihre positive Wirkung auf die einzelnen Darmabschnitte. Molke ist bekannt für ihre leicht Laxative (abführende) Wirkung. Sie fördert auf schonende Weise die Peristaltik des Darmes. Jeder, der schon mit Obstipation zu kämpfen hatte und die Molke als therapeutisches Mittel einsetzte, kann dies bestätigen. Die Verweilzeit des Darminhaltes wird verkürzt und regelmäßige Entleerungen stellen sich ein. Auf diese Weise werden optimale Darmbedingungen geschaffen, so dass Gasbildungen durch Gärungsvorgänge unterdrückt werden. Die gleichzeitige Zufuhr von rechtsdrehender Milchsäure und reichlich Milchzucker, sowie das Mineralstoffverhältnis von Kalium zu Calcium in der Molke bedingen diese Wirkung.

Durch den in der Molke enthaltenen Milchzucker kann sich in bestimmten Darmregionen Milchsäure anreichern. Milchsäurebakterien bilden diese Milchsäure aus Milchzucker. Durch das hierdurch entstehende leicht säuerliche Darmmilieu kann das Wachstum und die Ausbreitung schädlicher Mikroorganismen gehemmt und ein gesunder Lebensraum für nützliche Darmbakterien gefördert werden. Therapeuten bezeichnen diesen Vorgang als Darmsanierung.

So sorgen der Milchzucker und die Milchsäure der Molke für eine geregelte Darm- und Verdauungstätigkeit. Je besser und optimaler diese Vorgänge ablaufen, desto weniger Schlacken und unverarbeiteter Nahrungsbrei entstehen. Ebenso werden bei einem gesunden Darm die natürlichen Reflexe wieder wahrgenommen. Sie spüren einfach deutlich, ob die aufgenommene Nahrungsmenge genügt. Fettansatz durch eine schlechte Verdauung könnte somit durch das Molkentrinken vermieden werden.

Molke kurbelt die Fettverbrennung an

Carnitin

Carnitin nimmt positiven Einfluss auf den Fett- und Kohlenhydrat-stoffwechsel sowie auf verschiedene Körperfunktionen. Überdies hat Carnitin eine entscheidende Funktion bei der Fettverbrennung. Es hat die Eigenschaft sich an Fette anzuklammern und diese an den Ort ihrer Verbrennung zu transportieren. Deshalb ist ein Fettabbau ohne Carnitin ausgeschlossen.

Carnitin wird im menschlichen Organismus aus den Eiweißbausteinen (Aminosäuren) Methionin und Lysin gebildet. Im Körper ist es über-wiegend in der Skelettmuskulatur sowie im Herzmuskel oder auch in der Leber zu finden. Zudem ist es als natürliche Substanz in größerer Menge in tierischen und in sehr geringen Mengen in pflanzlichen Le-bensmitteln enthalten. Daher ist besonders bei Diäten darauf zu achten, dass reichlich hochwertiges Eiweiß aufgenommen wird. Das Mol-keneiweiß der Molke enthält die beiden essentiellen Aminosäuren Me-thionin und Lysin in so großen Mengen, dass durch Zusatz mit Mol-keneiweiß andere Eiweißsorten in der Lebensmittelindustrie aufgewer-tet werden. Essentiell bedeutet, dass der Organismus diese Aminosäu-ren nicht selbst herstellen kann. Um die Körperfunktionen und somit auch die Fettverbrennung aufrecht zu erhalten, müssen diese essentiel-len Nährstoffe mit der Nahrung oder eben mit der Molke zugeführt werden.

Carnitinmangel bei der Diät und beim Fasten

Bei vegetarischen Diäten kann beispielsweise ein bedrohlicher Methio-ninmangel entstehen, so dass auch die Carnitinbildung und folglich die Fettverbrennung vermindert sein kann. Gehen Sie diesem aus dem Weg und trinken Sie Molke. Mit dem hochwertigsten Eiweiß aller natürli-chen Proteine kann Ihre Fettverbrennung funktionieren.
Ebenso kann bei reinen Fastenkuren ein Carnitinmangel entstehen. Der Gewichtsverlust resultiert dann aus abgebauten Muskeln und dafür

bleibt das Fettreservoir ungeschoren. Deshalb ist beim Diäten und beim Fasten eine hochwertige Eiweißquelle von sehr großer Bedeutung. Molke ist hierfür ideal, sie belastet kaum den Organismus, liefert jedoch für die Muskelerhaltung und für die Fettverbrennung die notwendigen Bausteine.

Albumin

Albumin ist ein weiteres wichtiges Element auf dem Wege der Fettverbrennung. Das Albumin ist ein Eiweißstoff im Blut des Menschen. Ebenso wie das Carnitin dient es als Transporter für die Fettsäuren.

Der komplette Ablauf von der Freisetzung der Fettsäuren bis zu deren Verbrennung geschieht folgendermaßen: Die vom Fettgewebe freigegebenen Fettsäuren werden durch das Blut an diejenigen Zellen weitergegeben die sie benötigen. Den Transport der langen Fettsäuren übernimmt das Albumin. Ebenso wie das Carnitin klammert es sich an die Fettsäuren fest und ermöglicht so deren Fortbewegung. In der Zelle angekommen übernimmt das Carnitin den weiteren Transport in die Mitochondrien. Die Mitochondrien sind Bestandteile der Zellen und der Ort des Fettsäureabbaus (Fettverbrennung).

Das Molkeneiweiß, das unter anderem aus den Eiweißfraktionen Serumalbumin und Lactalbumin besteht, liefert daher die idealen Voraussetzungen für einen reichlichen Albumingehalt im Blut. Mit Albumin und Carnitin sind somit zwei weitere Punkte beschrieben, die den Einfluss der Molke auf den Fettabbau begründen.

Auch Vegetarier sind vor Fett nicht geschützt

Mittels diesem Kapitel lässt sich nun erklären, weshalb manche Vegetarier, die auch auf Milchprodukte verzichten, ein beträchtliches Fettgewebe haben. Carnitin und Albumin kann nur ungenügend gebildet werden, so dass ein Mangel an diesen Stoffen besteht. Der Fettsäuretransport vom Fettgewebe in die Zellen ist fast unmöglich oder kann nur unter erschwerten Bedingungen ablaufen. Die Fettverbrennung in den Mitochondrien ist nicht gegeben.

Um es nochmals zu verdeutlichen: Albumin ist ein Eiweißstoff und Carnitin wird aus Eiweißbausteinen gebildet. Ohne diese beiden natürlichen Stoffe ist ein Fettabbau nicht möglich. Das Molkeneiweiß der Molke wird daher nicht nur benötigt, um einen Muskelverlust während der Diät zu verhindern, sondern auch, um genügend Carnitin und Albumin bereit zu stellen.

Lactoflavin

Das Schlankheitsvitamin Lactoflavin, das die meisten unter der Bezeichnung Vitamin B_2 kennen, ist in reichlichen Mengen in der Molke enthalten. Die gelblich-grünliche Färbung der Molke wird durch das Lactoflavin verursacht. Es ist unter anderem an der Verwertung von Fetten im Körper beteiligt. Gerade bei Diäten oder Schlankheitskuren ist ein Vitaminmangel kaum zu vermeiden. Denn sobald eine Reduktion der aufgenommenen Nahrung stattfindet, wird auch gleichzeitig die Vitaminzufuhr herabgesetzt. Besonders negativ wirkt sich dies auf die wasserlöslichen Vitamine aus.

Grundsätzlich wird zwischen wasserlöslichen und fettlöslichen Vitaminen unterschieden. Wasserlösliche Vitamine müssen jeden Tag über die Nahrung zugeführt werden, da sie der Körper nicht speichern kann. Die B-Vitamine gehören zu der wasserlöslichen Gruppe. Bei der Gewichtsreduktion tritt schnell ein Mangel an B-Vitaminen ein. Da die Molke ein Hauptlieferant der Vitamine B_1, B_2, B_6 und B_{12} darstellt, können die biochemischen Prozesse an denen diese Vitamine beteiligt sind ohne Schwierigkeiten ablaufen. Die Molke gewährleistet daher auch in dieser Hinsicht einen reibungslosen Abbauprozess der Fette. Zwar sind auch in anderen natürlichen Nahrungsmittel reichlich B-Vitamine und somit auch Lactoflavin enthalten, aber keines davon ist für eine Gewichtsreduktion bezüglich des Lactoflavin-Gehaltes so geeignet wie die Molke.

Ein Vergleich der Lactoflavin-Nährstoffdichte zwischen verschiedenen Nahrungsmittel soll dies verdeutlichen. Die Lactoflavin-Nährstoffdichte gibt an, welche Menge an Lactoflavin in einem Nahrungsmittel je einer Kilokalorie energieliefernder Substanz enthalten sind.

Beispiele:

- 100 g Molke liefert 24 kcal und enthält 150 µg Lactoflavin. Teilt man nun 150 µg durch 24 kcal, so erhält man den Wert 6,3 µg/kcal. Das bedeutet, pro Kilokalorie Energie welche die Molke liefert, erhält man gleichzeitig 6,3 µg Lactoflavin.

- 100 g Zucker liefert 400 kcal und kein Lactoflavin. Der Zucker hat deshalb eine Nährstoffdichte die gleich Null ist. Der Zucker liefert leere Kalorien.

- 100 g Bananen liefern 80 kcal und enthalten 60 µg Lactoflavin. Teilt man nun ebenso die 60 µg durch 80 kcal, wird der Wert 0,8 µg/kcal erhalten. Pro Kilokalorie Energie welche die Banane liefert, erhält man gleichzeitig nur 0,8 µg Lactoflavin.

Die Nährstoffdichte der Molke bezüglich des Lactoflavins ist mit 6,3 µg/kcal unvergleichlich höher. Je größer der Wert der Nährstoffdichte, umso besser ist das jeweilige Nahrungsmittel für eine dauerhafte Gewichtsreduktion bezüglich des Lactoflavingehaltes geeignet. Ein hoher Wert bedeutet, dass man mit wenig zugeführten Kalorien eine große Menge an diesem Vitalstoff erhält. Der bei den meisten Diäten vielfach gepriesene Nährstoffmangel, der Nebenwirkungen wie Muskelschwund oder den Jo-Jo-Effekt provoziert, ist bei der Molke in puncto Lactoflavin nicht gegeben. Würden Sie sich ausschließlich mit sechs Gläser (a 200 ml) Molke und zwei Liter Wasser am Tag begnügen, so würden Sie 264 kcal zu sich nehmen und Ihr Tagesbedarf an Lactoflavin wäre mit 1,9 mg vollständig gedeckt. Die Nährstoffempfehlungen der Wissenschaftler liegen bei 1,4 - 1,9 mg Lactoflavin pro Tag. Um 1,9 mg Lactoflavin mittels Schokolade (halbbitter) aufzunehmen, müssten Sie annähernd 24 Tafel (a 100 g) Schokolade essen. Das wären mehr als 12000 Kilokalorien.

Die nachstehende Tabelle soll Ihnen einen größeren Auszug über die Lactoflavin-Nährstoffdichte verschiedener gesunder und ungesunder Nahrungsmittel aufzeigen.

Nahrungsmittel	Lactoflavin-Nährstoffdichte μg / kcal
Molke	**6,3**
Birne, Pflaume, Banane	0,8
Birnennektar	0,4
Apfel	0,6
Apfelsaft	0,5
Mandeln	0,9
Erdnuss, Walnuss	0,3
Sesam-Samen, Leinsamen	0,4
Sonnenblumenkerne	0,3
Gouda 45 % Fett i. Tr.	0,6
Kabeljau Filet, Forelle	0,7
Schokolade (halbbitter)	0,2
Zucker	**0,0**

Entschlacken mit der Molke

Entschlackung, Gewichtsabnahme und Darmreinigung sind die drei großen Anwendungsgebiete der Molke. Sie sind jedoch nicht getrennt zu sehen. Diese auch traditionell überlieferten Wirkungsweisen der Molken überschneiden und entfalten sich immer gemeinsam. Ähnlich dreier Flüsse, die beim Zusammenfließen einen gewaltigen Strom ergeben. Die Molke strömt wortwörtlich durch den gesamten Körper.

Beim Entschlacken geht es nicht nur um das eigentliche Spülen des Körpers, sondern auch um das sanfte Anregen sämtlicher Sekretionskanäle. Alle ausscheidenden Organe des Körpers laufen bei einer richtig durchgeführten Entschlackung auf Hochtouren. Die Ausscheidungstätigkeiten der Haut, der Niere, des Darmes, der Leber und des Lymphdrüsensystems werden somit gefördert. Dabei wirkt die Molke auf die Fettzellen (Gewichtsabnahme), löst und spült Giftstoffe sowie unverbrannte Nahrungsreste aus dem Körper (Entschlackung) und entfaltet sich im Darm (Darmreinigung). In puncto Hautunreinheiten und Wasseransammlungen wirkt sie dergleichen.

Entschlacken und Wasser

Wasser ist beim Entschlacken wesentlich. Der Mensch besteht nahezu aus 70 % Wasser. Dabei hat es eine wichtige Funktion im Reinigungshaushalt des Körpers. Es transportiert die von den Organen überlassenen Abbauprodukte, Abfallstoffe, Giftstoffe, kurzum die Schlacken. Im Körper ist Wasser unter anderem im Blut, im Lymphsystem und in den Zellen enthalten. Damit diese Elemente reibungslos ihre Arbeit verrichten können benötigen sie Flüssigkeit. Molke kann diese Aufgabe am besten erfüllen. Traditionell wird die Molke dazu verwendet, das verschmutzte alte Wasser in den Organen auszutauschen und dabei die Schlacken zu entfernen.

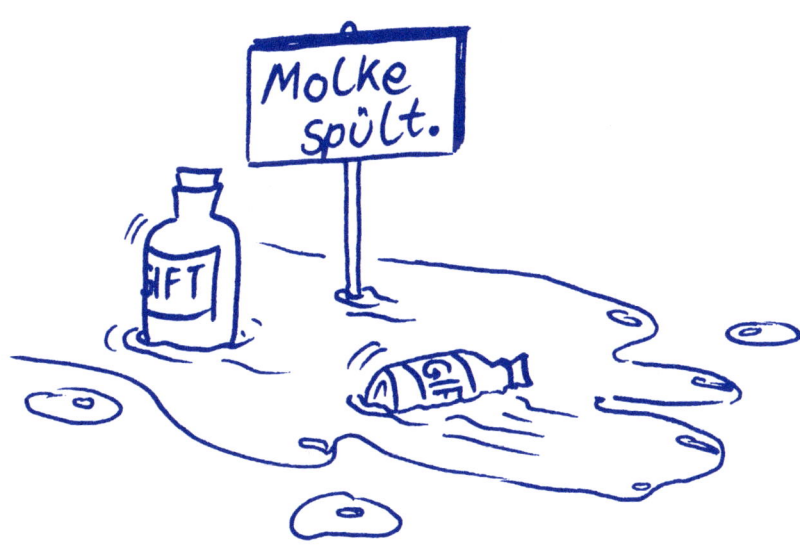

Hungern ist ausgeschlossen

Bei der Molke-Schlankheitsdiät ist hungern ausgeschlossen. Sie dürfen zu jeder Zeit zur Molke greifen. Mit der Molke können Sie auch nicht zu viel zu sich nehmen, denn dies ist absolut unmöglich. Nach neuesten wissenschaftlichen Erkenntnissen ist es sehr schwer, innerhalb einer vernünftigen Ernährung, durch Kohlenhydrate zuzunehmen. In der Regel ist eine überhöhte Fettzufur Ursache für das Übergewicht.

Mit der Molke haben Sie nun ein Instrument, mit dem Sie in jeder Lage gegen Ihr Übergewicht vorgehen können. Sie machen dabei nichts falsches. Sobald Sie Hunger verspüren können Sie zur Molke greifen. Die Molkenmenge, die Sie trinken, ist absolut zweitrangig.

Die meisten Diäten sind auf Verzicht aufgebaut. Diese Voraussetzung ist mit dem Molkentrinken nicht gegeben. Verzicht bedeutet etwas negatives. Wenn eine Diät mit negativen Gedanken begonnen wird, ist sie im vorhinein zum Scheitern verurteilt. Eine Molke-Diät ist gleichgesetzt mit einer Wohlfühlkur, ausschließlich positive Gedanken werden Sie während der Diät begleiten.

Natürlich ist das Molkentrinken mit einer gesunden Ernährung verbunden. Fettes Fleisch oder zuckerhaltiges Naschwerk zeigen Wirkungen, die entgegengesetzt derer der Molke liegen. Aber gerade die zwei wichtigen Größen während einer Gewichtsabnahme, nämlich „Verzicht" und „Hunger", können Sie aus Ihrem Wortschatz verbannen.

Molke – der Süßigkeitenersatz Nr. 1

Das Stückchen Schokolade zwischendurch

Ein Glas Molke (200 ml) liefert ca. 48 kcal. Als Süßigkeitenersatz zwischen den Mahlzeiten ist sie nahezu ideal. Das „zwischendurch essen" ist eines der Übel, auf das Übergewicht zurückzuführen ist. Fast jeder kennt das: Man fängt an, ein Stückchen Schokolade zu essen und innerhalb kurzer Zeit ist eine Tafel aufgebraucht. Insbesondere bei der beruflichen Tätigkeit wird mal schnell nebenbei genascht. Manche entwickeln sich dabei regelrecht zum „Stressesser". Nämlich dann, wenn der stressige berufliche Einsatz mit „Essen" bewältigt wird. Da wird beiläufig zur Pralinenschachtel gegriffen oder man legt ganz bewusst eine Pause ein und gönnt sich etwas Gutes. Einfach mal abschalten heißt dann die Devise. Es ist zwar ganz richtig, dass man nach stressigen Situationen eine Pause einlegen sollte, aber diese bitte nicht mit Süßigkeiten auffüllen. Denn genau dies ist der Gesundheit und dem Körpergewicht abträglich.

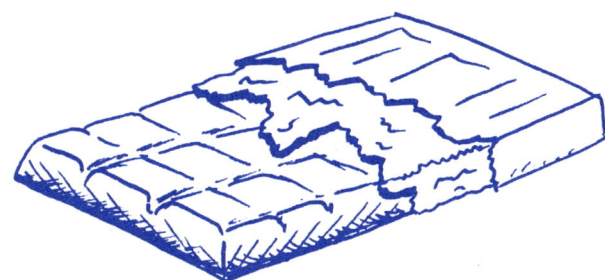

Anerzogene Verhaltensweise

Diese Verhaltensweise, sich mit Süßigkeiten abzureagieren, haben wir aus unserer Kindheit erlernt. Früher wurden die Süßigkeiten von Opa, Oma oder Eltern eingesetzt, um uns zu belohnen oder uns zu trösten. Für eine gute Schulnote gab es ein Bonbon und wenn man als Kind mit Schürfwunden nach Hause kam, gab es einen Schokoriegel mit der Aufforderung: "Iss ein Stück Schokolade, dann tut´s nicht mehr weh".

Wir haben erlernt, uns in bestimmten Situationen etwas Gutes zu tun. Und wie früher in unserer Kindheit belohnen wir uns mit einer Süßigkeit. Das Naschen wurde nach und nach zur Gewohnheit und dann regelrecht zur Gesundheitsgefährdung. Wieso kommt eigentlich niemand auf die Idee, Kindern in diesen Situationen eine Banane oder einen Apfel zu geben? Auch die Molke ist übrigens für Kinder ein hervorragendes Lebensmittel.

Zu unterscheiden ist jedoch, dass die Süßigkeit das Übel ist und nicht das Essen. Denn zu einer vernünftigen und schlanken Ernährung gehören fünf Mahlzeiten. Denken Sie immer daran, fünf kleine Mahlzeiten sind für eine attraktive Figur, für die Gesundheit und Leistungsfähigkeit idealer als drei große Hauptmahlzeiten. Sie sollten daher weiterhin in Ihrer Pause etwas zu sich nehmen.

Das Naschwerk muss ersetzt werden

Ziel ist es nun, das Naschwerk zu ersetzen. Denn auch wenn Sie übergewichtig sind, heißt es nicht Mahlzeiten auszulassen und zu hungern, sondern kleine Mahlzeiten über den Tag verteilt zu sich zu nehmen. Die Molke ist hierbei für die Zwischenmahlzeiten famos geeignet. Denn selbst wenn das Naschwerk gegen Obst, Joghurt, Nüsse oder andere vernünftige Nahrungsmittel getauscht wird, kann dies für Übergewichtige immer noch ungeeignet sein. Joghurt bleibt durch den Caseinanteil im Magen liegen und muß verdaut werden. Nüsse sind zwar gesund, aber als Süßigkeitenersatz zur Tafel Schokolade ungeeignet. Denn auch sie verführen dazu, mehr zu essen, als man eigentlich sollte, und mit durchschnittlich 60 % Fett sind sie genauso kalorienreich wie Schokolade.

Von der Molke können Sie so viel Sie möchten zur Zwischenmahlzeit trinken. Nach zwei bis drei Gläser stellt sich automatisch ein Sättigungsgefühl ein, welches nicht mit einem Völlegefühl gleich zu setzen ist. Bei einem Völlegefühl haben sie zuviel gegessen, die Nahrung liegt im Magen und Ihnen ist dabei unwohl. Die Molke trinkt sich dagegen wie Wasser, bleibt nicht im Magen liegen, suggeriert Ihnen eine Sättigung und Sie fühlen sich wohl.

Die Süße der Molke kann zwar nicht ganz mit der Schokoladensüße mithalten, aber sie genügt doch, um das Verlangen nach Süßspeisen zu stillen. Bevor sie ganz die natürliche Linie einschlagen und Molke pur trinken, können Sie auch mit gesüßter Molke beginnen. Molke wird verschiedentlich mit Frucht-, Schoko-, oder Vanillegeschmack angeboten, so dass Ihnen der Verzicht auf Pralinen, Gummibärchen oder Sahnetorte gewiss nicht schwer fallen wird. Der Geschmack war bisher ein Manko der Molke. Da sie relativ fettarm ist hat die Molke nicht den vollmundigen Geschmack der Milch. Mit den verschiedenen Geschmacksrichtungen in denen die Molke mittlerweile angeboten wird, werden auch die Geschmäcker befriedigt, welche Naturmolke nicht mögen.

Überdies enthält die Molke meines Erachtens alle wichtigen Bestandteile, um zu einer schlanken Figur zu gelangen. Molke belastet nicht, schmeckt frisch, liefert Energie und hält den Stoffwechsel auf Trab. Dies sind die Anforderungen an eine Zwischenmahlzeit.

Molkensnack kontra Wurstsemmel

Gerade die Pausen und Zwischenmahlzeiten werden heutzutage mit Süßigkeiten ausgefüllt. Das beginnt mit den eigenen Kindern, denen für die Schulpause Geld in die Hand gedrückt wird. Am Schulkiosk werden dann Fruchtgummis oder süßes Backwerk gekauft. Berufstätige und Hausfrauen greifen um 9 Uhr überwiegend zur Wurstsemmel oder zum Schokoriegel.

Ein Nährstoffvergleich soll verdeutlichen was Sie Ihrem Körper antun.

Zwischenmahlzeit 1:
2 Gläser Molke (400 g)
1 Banane (150 g)
1 Teel. Sonnenblumenkerne (10 g)

Zwischenmahlzeit 2:
1 Limonadengetränk (200 g)
1 Wurstsemmel (Salami-
auflage) (120 g)
1 kleiner Schokoriegel (30 g)

	Menge	Kalorien	Eiweiß	Fett	Kohlen-hydrate	Ballast-stoffe
	g	kcal	g	g	g	g
Zwischenmahlzeit 1	560	295	7	6	52	4
Zwischenmahlzeit 2	350	510	12	20	69	2

	Vitamin A	Vitamin E	Vitamin C	Vitamin B1	Vitamin B2	Vitamin B6
	µg	mg	mg	mg	mg	mg
Zwischenmahlzeit 1	24	3	20	0,4	0,7	0,8
Zwischenmahlzeit 2	-	1	-	0,1	0,2	0,02

	Natrium	Kalium	Calcium
	mg	mg	mg
Zwischenmahlzeit 1	180	1100	300
Zwischenmahlzeit 2	960	250	150

Die verglichenen Zwischenmahlzeiten ergeben beide ein Sättigungsgefühl, wobei eine Wurstsemmel und ein Schokoriegel sicherlich noch ein Völlegefühl hinterlässt. Sämtliche Daten sprechen für sich, das Molkenmahl zeigt ideale Nährstoffwerte. Obwohl die Molkenmahlzeit mit 560 g eine größere Gewichtsmenge liefert ist die Kalorienzahl fast um 50 % geringer als beim Wurstsemmelgericht.

Bei einer Gewichtsabnahme sollte der Fettgehalt in der Nahrung deutlich geringer als der Eiweißgehalt sein. Die Wurstsemmelmahlzeit erfüllt dies Bedingung sicher nicht.

Eine besondere Diskrepanz fällt bei den Natrium- und Kaliumwerten auf. Der Molkenimbiss liefert viermal soviel Kalium wie Natrium. Beim Wurstsemmelmenü liegt das Verhältnis mit 960 mg Natrium zu 250 mg Kalium gerade umgekehrt. Der Mindestbedarf an Natrium pro Tag für einen erwachsenen Menschen liegt bei ca. 550 mg. Diese Menge wird hiermit bei nur einer Wurstsemmelmahlzeit mit 960 mg um fast das doppelte überschritten. Der Molkenimbiss liefert nahezu ideale Natrium- und Kaliumwerte.

Natriumreiche Ernährung bedingt Übergewicht

Kalium sollte in der Ernährung immer einen größeren Anteil als Natrium haben. Eine natriumreiche Ernährung zieht Wasser in den Körper. Folglich kommt es zu einer Gewichtszunahme und zu einer potentiellen Gefährdung des Blutdruckes.

Viele Übergewichtige wissen überhaupt nicht, dass ihr schwammiges Körperfett zum großen Teil auf die überhöhte Natriumzufuhr und auf geringe Kaliumgaben zurückzuführen ist. Natrium kommt überwiegend in Form von Kochsalz in Lebensmitteln vor. Wenn Sie sich kochsalzarm ernähren oder den Salzstreuer ganz verbannen und dabei kaliumreiche Molke trinken werden automatisch die Pfunde schwinden. Anstatt zu salzen, sollten Sie mit Kräutern würzen. Sie müssen Ihre tägliche Natrium- und Kaliumaufnahmen zu Gunsten des Kaliums verschieben. Wenn Sie dann eine kaliumreiche Ernährung in Verbindung mit Molkendrinks beibehalten kann ein Jo-Jo-Effekt nicht eintreten. Die entschlackende Wirkung, die der Molke zugeschrieben wird, ist sicherlich auch auf das gute Mineralstoffverhältnis zurückzuführen.

FDH kann nicht funktionieren

Jetzt können Sie sich sicherlich auch erklären, warum FDH-Diäten (F... die Hälfte) nicht funktionieren. Es werden zwar weniger Kalorien aufgenommen, die falsche Nährstoff-Zusammensetzung besteht aber weiterhin. Wenn Sie von der Wurstsemmelmahlzeit nur die Hälfte essen, nehmen Sie immer noch zu viel Natrium und zu wenig Kalium auf. Denn die Werte halbieren sich nur, das Verhältnis bleibt jedoch gleich. Sie werden dann auch bei FDH Wasser einlagern, anstatt überschüssiges Gewebswasser auszuschleusen. Überdies würde der Nährstoffmangel durch solch ein Verhalten nur noch vergrößert.

Vitamine und Vitalstoffe müssen ausreichend vorhanden sein

Kontrast bietet auch die Betrachtung der Vitaminwerte der Zwischenmahlzeiten. Geradezu alarmierend sind die geringen Mengen der einzelnen Vitamine in der Wurstmahlzeit. Vitamin A und Vitamin C sind
praktisch nicht vorhanden und die B-Vitamine nur sehr unzureichend.
Hingegen weist das Molkenmahl beispielsweise 20 mg Vitamin C auf.
Dies sind mehr als ¼ des benötigten Tagesbedarfs an Vitamin C.

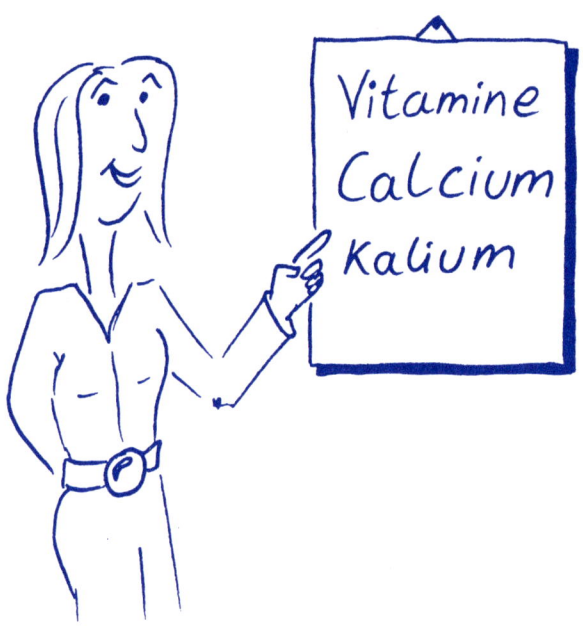

Viele sind sich überhaupt nicht bewusst, wie wenig Vitamine sie über
den Tag hinweg einnehmen. Zum Abnehmen sind Vitamine ungemein
wichtig. Ein Vitaminmangel führt unter anderem zu Unwohlsein, Trägheit und Müdigkeit. Ein folgenschwerer Kurs, da bei Trägheit und Unwohlsein der Organismus auf Sparflamme arbeitet und somit sehr wenig Energie verbraucht. Aber gerade beim Abnehmen soll Fett verbrannt werden, die biochemischen Prozesse im Körper müssen einwandfrei ablaufen können. Aufgrund den geringen Vitamingaben ist
dies nicht möglich. Trotz das man weniger isst und Kalorien einspart,

nimmt man nicht ab. Deshalb ist eine optimale Vitaminzufuhr bei der Gewichtsreduktion ein absolutes muss.

Mittlerweile werden einigen Limonaden, Pausensnacks und Süßigkeiten zusätzlich Vitamine beigegeben. Es soll diesen Produkten einen gesunden Touch geben. Es wird aber fast ausschließlich Vitamin C beigemengt. In der Werbung wird dann darauf hingewiesen, dass diese Limonaden genauso viel Vitamin C enthalten wie natürliche Orangen. Um jedoch einem Vitaminmangel zu entgehen, müssen Sie alle Vitamine (Vitamin E, Vitamin A, Vitamin B usw.) in der benötigten Menge zuführen. Wäre in der Zwischenmahlzeit Nr. 2 der Limonade Vitamin C zugemischt, bestünde dennoch ein Mangel an den restlichen aufgeführten Vitaminen.

Wer seinen Vitaminbedarf während der Diät nicht umfassend deckt, verpasst die Möglichkeit zur Gesunderhaltung seines Körpers. Molke, Obst und Gemüse liefern durch deren Verzehr wichtige Vitalstoffe. Denn Sie wollen doch gesund abnehmen und Ihr Wunschgewicht dann auch halten?

Mit Molke überwindet man den Heißhunger

Die Wurstsemmel ist für die Zwischenmahlzeit ebenso unangemessen wie die typischen Süßigkeiten. Für eine attraktive Figur sind sie ruinös. Süßigkeiten haben nicht nur viele Kalorien und eine schlechte Nährstoffbilanz, sie erzeugen auch zusätzlichen Hunger. Dies geschieht im folgenden so: die Süßigkeit mit ihrem hohen Zuckeranteil wird gegessen und der Blutzuckerspiegel schnellt durch das Überangebot an Zucker in die Höhe. Die Bauchspeicheldrüse setzt im gleichen Maße das Hormon Insulin frei, um den Blutzuckerspiegel wieder zu senken. Dies geschieht so heftig, dass der Blutzucker unter Normalmaß sinkt und eine Unterzuckerung entsteht. Nun muss, um die Unterzuckerung aufzuheben, erneut etwas gegessen werden. Süß- oder auch Heißhunger entsteht. Auf diese Weise folgt nach der ersten Süßigkeit die zweite und dann die dritte. Fast jeder kennt das, man kann nach einem Kaffeestückchen oder einem Stück Kuchen nicht mehr zu essen aufhören. Begründet wird dies damit, dass die Sahnetorte oder der Blätterteig so gut schmeckt. Dies ist jedoch ein Trugschluss. Die durch den Zucker entstehende Unterzuckerung ist daran Schuld, dass wir noch ein Stückchen essen. Sie zwingt uns regelrecht dazu, damit der Blutzuckerspiegel wieder Normalmaß erreicht. Es ist daher nicht immer der gute Geschmack der einen verleitet, es kann auch die Unterzuckerung sein, die einem zum nächsten Naschwerk führt. Hier braucht es einen starken Charakter, um nach dem ersten Stück aufhören zu können.

Molke dient dabei als idealer Süßigkeitenersatz. Ein Süß- oder Heißhunger kann mit der Molke nicht entstehen. Der in der Molke enthaltene Milchzucker liefert gleichmäßig Energie, so dass eine Unterzuckerung gar nicht erst entstehen kann. Wenn die Molke dazu noch in Abständen getrunken wird, ist der Organismus mit Molke als Süßigkeitenersatz zwischen den Hauptmahlzeiten bestens ausgestattet. Die Süßkraft des Milchzuckers entspricht zwar nur ca. ¼ der des normalen Haushaltszuckers, dies genügt aber, um die Gier nach Süßem zu stillen. Dabei gilt es, den Magen nicht knurren zu lassen, greifen Sie zwischen den Hauptmahlzeiten immer mal wieder zur Molketasse.

Wie sich die Molke im Vergleich zum gängigsten Naschwerk bezüglich der Nährwerte verhält, soll die nachstehende Tabelle zeigen.

Die Molke im Vergleich mit Naschwerk:

	Portion g	Kalorien kcal	Fett %
Molke	200 (1 Glas)	48	0,2
Schokolade	100 (1 Tafel)	550	31
Marzipan	75	360	25
Kartoffelchips	100	540	39
Schokopudding	150	190	3,5
Nusskuchen	100	430	29
Sahnetorte	100	360	25
Apfelkuchen gedeckt (Hefeteig)	100	200	7
Obstkuchen (Biskuitteig)	100	210	11
Fruchtjoghurt, gezuckert	150	140	3,5
Nüsse	50	300	50

Um 550 kcal einer Tafel Schokolade zu erreichen, müssten 11 Gläser Molke getrunken werden. Zwei bis drei Gläser Molke reichen jedoch aus, um eine Tafel Schokolade zu ersetzen. Bei den fettreichen Leckereien muss zudem bedacht werden, dass das aufgenommene Fett sehr leicht seinen Weg in die Fettdepots findet.

Bei allen Süßigkeiten gilt zu bedenken, dass diese, als Zwischenmahlzeit genossen, den Magen belasten. Müdigkeit stellt sich ein, der Stoffwechsel wird herunter gefahren und der Organismus arbeitet auf Sparflamme. Beim Abnehmen sollte der Körper jedoch auf Hochtouren laufen, um Fett zu verbrennen. Die Molke dient dabei als Heizmittel, sie liefert Energie und hält den Organismus auf Trab. Dies sind die Voraussetzungen, um Gewicht abzubauen.

Ersetzen Sie Ihr Nachwerk

Nach meinen Erfahrungen funktioniert der Ersatz von Süßigkeiten mit keinem anderen Lebensmittel so gut wie mit der Molke. Ich habe einige Bekannte, die jahrelang versucht hatten, sich vom ungesunden zwischendurch naschen zu lösen, jedoch ohne Erfolg. Dabei gilt der Zucker nicht als Droge von der man süchtig werden kann. Dennoch lässt sich nicht bestreiten, dass es einen Heißhunger nach Süßigkeiten gibt.

Neben der Gier nach Süßem kann tatsächlich auch Schokolade in gewissem Maße abhängig machen. Kakao enthält einen Wirkstoff mit euphorisierender Wirkung. Der Spruch: "Ich bin süchtig nach Schokolade", birgt daher tatsächlich etwas wahres. Allerdings ist der Kakao keineswegs ungesund. Erst in Verbindung mit Zucker, als Schokoladenprodukt, wirkt sich das Verlangen danach fatal aus. In erster Linie leidet die Figur daran. Molken in verschiedenen Geschmacksrichtungen leisten hierbei hilfreiche Dienste. Sie ersetzen das Naschwerk und mit Molke haben Sie ein Lebensmittel, das Sie Ihr Leben lang zu sich nehmen können.

Ihr Tag könnte folgendermaßen aussehen:

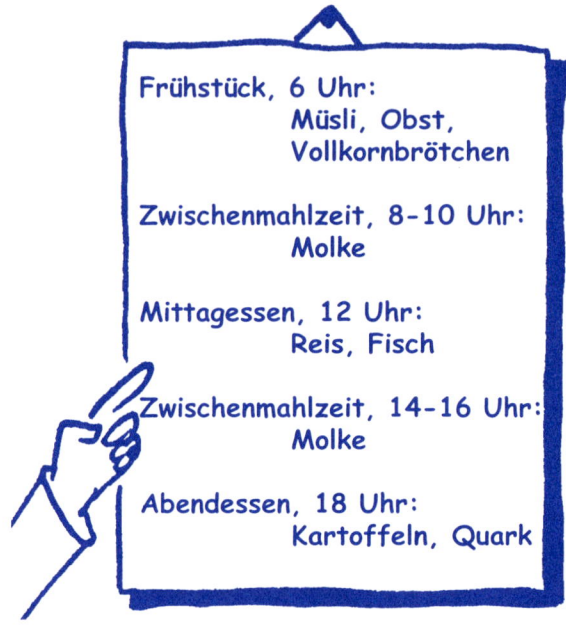

Frühstück, 6 Uhr:
  Müsli, Obst,
  Vollkornbrötchen

Zwischenmahlzeit, 8-10 Uhr:
  Molke

Mittagessen, 12 Uhr:
  Reis, Fisch

Zwischenmahlzeit, 14-16 Uhr:
  Molke

Abendessen, 18 Uhr:
  Kartoffeln, Quark

Wie im Schema dargestellt, können Sie zwischen den Hauptmahlzeiten soviel Molke trinken wie Sie möchten. Die Molke ist jedoch nicht nur zum Ersatz gedacht. Sie sollten auch lernen, Ihre Mahlzeiten zu geregelten Zeiten einzunehmen. Vielfach wird von Ernährungsexperten propagiert, es sollte nur dann etwas gegessen werden, wenn man Hunger verspürt. Also auch zu ungeregelten Zeiten. Gegenstimmen, dazu zähle auch ich mich, plädieren jedoch für regelmäßige Essenszeiten. Erfahrungsgemäß sind bei geregelten Essenszeiten die Portionen kleiner und es wird nicht soviel zwischendurch genascht. Ebenso sollte ja auch ständig etwas getrunken werden und nicht nur dann, wenn man Durst verspürt.

Damit Sie sich an feste Zeiten gewöhnen, bietet sich an, die Molkendrinks im Abstand von je einer Stunde zu den Hauptmahlzeiten zu trinken. Beispielsweise von 12 - 12.30 Uhr Mittagessen, zwischen 14 Uhr und 16.30 Uhr Molkendrinks und von 18 - 18.30 Uhr Abendessen. Ansonsten können Sie zu jeder Zeit Mineralwässer, Tees oder auch Säfte trinken.

Grundlagen – Übergewicht

Welches Gewicht ist gesund?

Der überwiegende Anteil der Frauen ist der Meinung, zu dick zu sein. Nur ein geringer Teil der Bevölkerung glaubt, ein zu geringes Körpergewicht zu haben. Und fast jeder wundert sich über seine schlanken Bekannten, wenn diese behaupten, man habe wieder zugenommen und müsse auf die Linie achten. Die wenigsten sind mit ihrem Gewicht zufrieden.

Genauso ergeht es drei Freundinnen. Alle drei sind 165 cm groß und glauben jeweils übergewichtig zu sein. Die erste wiegt 55 kg, die zweite 70 kg und die dritte 75 kg. Wer hat nun recht? Wer hat ein zu hohes oder sogar ein zu niedriges Körpergewicht?

Worin liegt nun die Vermutung begründet man sei zu dick? Wie kann festgestellt werden ob nach wissenschaftlichen Standpunkten die eigene Meinung über das Körpergewicht richtig ist? Bemerkenswert ist hierbei, das der Normalbürger „Dicksein" anders bewertet als der Mediziner oder der Wissenschaftler. Während Übergewichtige vorwiegend abnehmen möchten, um einem Schönheitsideal zu entsprechen, haben Mediziner den Gesundheitszustand im Auge (erhöhte Blutdruck- und Blutfettwerte, Herz-Kreislauf-Erkrankungen, Diabetes, Rücken- und Gelenkschmerzen, Erkrankungen der inneren Organe).

Wir leben in einer Diktatur

Die Meinung über das Idealgewicht wird uns gegenwärtig überwiegend durch die Medien, die Modebranche und die Lebensmittelindustrie aufgezwängt. Bei Betrachtung der letzten Jahrhunderte stellen wir fest, dass das Schönheitsideal in den einzelnen Epochen sehr verschieden war. Namen wie Rubens, Twiggy oder Marylin Monroe kommen einem in den Sinn. In der Barock-Epoche unterzogen sich die Damen regelrecht einer Mastkur, um dem gängigen Ideal zu entsprechen.

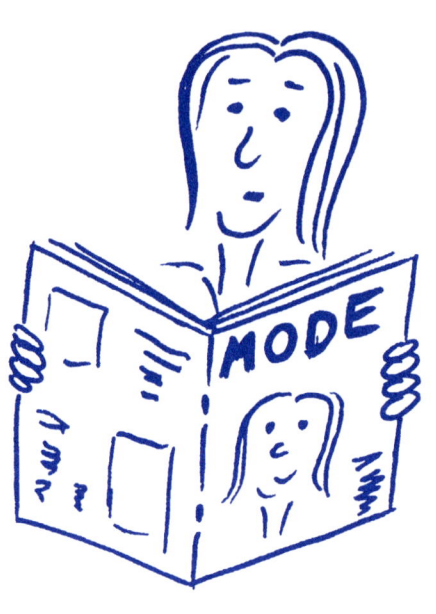

Heutzutage wird der perfekte Körper, wie schon erwähnt, durch die Mode- und Lebensmittelpolitik bestimmt. Stellen Sie sich vor, über einen Zeitraum von 50 Jahren gäbe es ein und dasselbe Schönheitsideal. Beispielsweise Marylin Monroe mit ihren leicht rundlichen Formen, den blonden Haaren und dem typischen Outfit der damaligen Zeit. Eine Heerschar von Frauen würde über ein halbes Jahrhundert dieses Körperidol anstreben, dieselbe Kleidung tragen und die Haare blondieren.

Die Folgen für die Wirtschaft wären verheerend. Modedesigner wäre ein aussterbender Beruf, niemand würde sich mehr neu einkleiden. Ein einmal gekauftes Hemd würde 50 Jahre lang modern bleiben. Sämtliche Frauen- und Modemagazine mitsamt dem dahinterstehenden produzierenden Gewerbe (Druckindustrie, Autoren und Photographen) würden bankrott gehen, da neue Themen, neue Diäten oder neue Mode Mangelware wären. Wir leben in einer Diktatur. Modezaren aus Frankreich und Italien bestimmen Jahr für Jahr das neue Schönheitsideal. Millionenumsätze werden dadurch erzielt.

Ganz ohne Zweifel stimmen Modezaren und Mediziner in einem Punkt überein: dicksein ist out. Hingegen es für die Modeschöpfer nicht dünn genug sein kann, sehen Ärzte im Dünnsein genauso eine Krankheit wie im Dicksein. Denn Abnehmen kann zur Sucht werden. Für viele entsteht eine neue Gefahr: von der Fettleibigkeit in die Magersucht. Bulimie, auch Ess-, Brechsucht genannt, ist oft eine Folge der Magersucht.

Folglich kann und darf es nicht heißen, abnehmen um jeden Preis. Es sollte ein Körpergewicht erreicht werden mit dem man sich wohlfühlt und das der Gesundheit am zuträglichsten ist. Das sogenannte Wohlfühlgewicht ist für jeden einzelnen wohl leicht zu erkennen, aber mit welchem Körpergewicht lebt es sich am gesündesten?

Broca-Normalgewicht und der BMI-Index

Wie kann ich feststellen, ob ich ein gesundes, normales Körpergewicht habe? Hierzu wurden im Laufe des Jahrhunderts verschiedene Formeln aufgestellt. Die einfachste und wohl bekannteste Formel ist die nach dem französischen Arzt Paul Broca benannte Broca-Formel. Danach kann jeder in einfacher Weise sein Normalgewicht errechnen. Von der Körpergröße in Zentimetern werden 100 abgezogen. Der erhaltene Wert ist demnach das Normalgewicht in Kilogramm.

Beispiel
Körpergröße: 165 cm
Normalgewicht: 65 kg

Die Broca-Formel läßt sich jedoch nicht bei besonders kleinen und großen Personen anwenden. Dabei würden sich zu niedrige bzw. zu hohe Werte ergeben. Überdies berücksichtigt sie nicht, das Frauen aufgrund geringerer Muskulatur im Gegensatz zu Männern „leichter" gebaut sind. Für Frauen ergeben sich zu hohe Werte.

Genauere Werte liefert dagegen das Idealgewicht. Es wurde aus den Statistiken von Lebensversicherungs-Gesellschaften entwickelt. Demnach errechnet sich das Idealgewicht indem vom Normalgewicht nach Broca für den Mann 10 % und für die Frau 15 % abgezogen werden. Mit diesem Idealgewicht sei dann die höchste Lebenserwartung zu erreichen. Von Übergewicht spricht man laut Broca-Formel wenn das Körpergewicht das Normalgewicht um 10 % übersteigt.

Beispiel

Körpergröße:	165 cm
Normalgewicht:	65 kg
Idealgewicht Mann:	58,5 kg
Idealgewicht Frau:	55,3 kg
Übergewicht nach Broca:	ab 71,5 kg

Damit jedoch die kleinen Personen keine Nachteile erleiden und die großen keine Vorteile rechnen Mediziner und Wissenschaftler heute mit dem Body-Mass-Index (Körper-Gewichts-Index). Dieser Index ist die zuverlässigste Methode, um sein Gewicht realistisch einordnen zu können. Der Body-Mass-Index (BMI) errechnet sich aus dem Körpergewicht dividiert durch das Quadrat der Körpergröße.

BMI = Körpergewicht (kg) / Körpergröße (m) x Körpergröße (m)

Beispiel

Körpergröße:	165 cm
Gewicht:	65kg

BMI = 65 / 1,65 x 1,65

BMI = 24

Mit dem errechneten Wert läßt sich eine Einstufung in der folgenden Tabelle vornehmen.

Tabelle für die Bewertung des BMI:

BMI kleiner 19	Untergewicht
BMI zwischen 19 und 25	Normalgewicht
BMI zwischen 26 und 30	leichtes Übergewicht
BMI größer 30	starkes Übergewicht

40

Zu bedenken sei jedoch:

- Kinder erzielen einen weit niedrigeren BMI. Für Kinder ist diese Tabelle nicht anzuwenden. Je nach Alter erzielen Kinder mit Normalgewicht einen BMI der zwischen 15 und 20 liegt.
- Ältere Menschen sind schwerer als jüngere, sie erzielen einen etwas höheren BMI.
- Es wird nicht zwischen Muskeln und Fett unterschieden, ein Sportler mit durchtrainierten Muskeln hätte einen höheren BMI.
- Personen mit einer schweren Knochenstruktur erzielen einen etwas höheren BMI.

Stichwort Knochenstruktur

Haben manche eine besonders schwere Knochenstruktur? Gibt es tatsächlich erhebliche Unterschiede bezüglich des Knochengewichtes und spielt dies für das Körpergewicht eine entscheidende Rolle?

Vielfach lässt sich hören: "Ich habe eben sehr schwere Knochen". Tatsächlich hat das gesamte Knochengewicht nur einen Anteil von etwa 10 % am Körpergewicht. Wenn nun beispielsweise eine 70 kg schwere Person besonders schwere Knochen und einen Knochenanteil von 15 % hat, so beträgt die zusätzliche Knochenmasse gegenüber einer Person mit normalem Knochengewicht 3,5 kg. Nach der Broca-Formel spricht man von Übergewicht wenn das Körpergewicht 10 % über dem Normalgewicht liegt. In dem obigen Beispiel würde man daher erst ab 7 kg zusätzlichen Körpergewichtes von Übergewicht sprechen. Die Knochen können also auf keinen Fall Schuld an einem starken Übergewicht haben.

Körpergewicht am besten mit dem BMI einordnen

Sie können nun Ihr persönliches Gewicht anhand dem BMI einordnen. Wenn Sie über einen besonders schweren Knochenbau und über eine kräftige Muskulatur verfügen dürfen Sie sich einen höheren BMI erlauben.

Sowohl mit dem Broca-Index als auch mit dem BMI läßt sich jedoch nur das Körpergewicht beurteilen. Der tatsächliche Fettanteil bleibt unberücksichtigt. Einen genaueren Anhaltspunkt wird erhalten, wenn der Körperfettgehalt exakt bestimmt wird. Hierfür wird beispielsweise mittels einer Messzange die Dicke der Hautfalte an der Unterseite des Oberarms gemessen. Genauere Werte liefern Ultraschall oder Infrarotmessungen. Ihr Hausarzt kann Ihnen eventuell eine Körperfettmessung anbieten.

Von Gurken, Birnen und Äpfeln

Mit dem BMI können Sie Ihr Gewicht einordnen. Die Körperfettbestimmung gibt Ihnen Auskunft über den Fettanteil. Aber wie ist Ihr Körperfett verteilt? Die Verteilung des Körperfettes spielt bei der Beurteilung Ihres Gesundheitszustandes eine große Rolle.

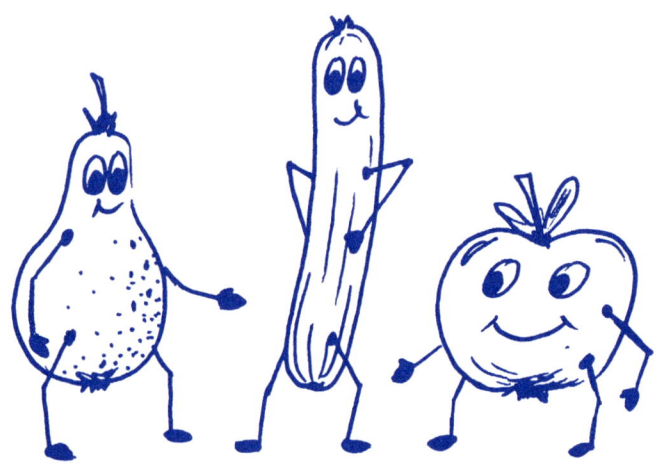

Während bei Frauen die Fettablagerung vorwiegend an Po, Hüfte und Oberschenkeln auftritt, zeichnet sich das Übergewicht bei Männern in der Regel am Bauch ab. Die männliche Fettsucht wird als Apfeltyp bezeichnet, die weiblichen Rundungen als Birnentyp. Übergewichtige Personen mit einer gleichmäßigen Fettverteilung entsprechen dem Gurkentyp.

So können Sie in einfacher Weise Ihren „Typ" bestimmen: Messen Sie Ihre Taille und Ihre Hüfte. Teilen Sie den Taillenumfang durch den Hüftumfang. Liegt der erhaltene Wert unter 0,9 zählen Sie zum Birnentyp. Der Apfeltyp liegt über 1,1. Beim Gurkentyp ist sowohl das Verhältnis Taillenumfang zu Hüftumfang als auch das Verhältnis von Brustumfang zu Taillenumfang gleich eins. Gleiche Werte erzielt übrigens die Bohnenstange.

Der Apfeltyp lebt gefährlich

Am gefährlichsten lebt der Apfeltyp. Der Apfeltyp hat eine „hausgemachte" Fettverteilung durch zu viel Essen und zu wenig Bewegung. Der Apfeltyp ist am stärksten gefährdet was das Entstehen von Herz-Kreislauf-Erkrankungen und Stoffwechsel-Erkrankungen betrifft. Überdies ist beim Apfeltyp der Fettstoffwechsel stärker gestört als beim Birnen- oder Gurkentyp.

Die weibliche Fettverteilung, der Birnentyp, ist genetisch bedingt. Hierbei dient das Fett als Energiereserve für eine Schwangerschaft. Dieses Fett gefährdet die Gesundheit der Frau weit weniger als das Fett des Apfeltyps die Gesundheit des Mannes gefährdet.

Energieverbrauch und Kalorien

Was ist eine Kalorie?

Bevor Sie sich in dieses Kapitel einlesen, möchte ich Ihnen den Begriff „Kalorie" verdeutlichen.

Der Begriff Kalorie kommt ursprünglich aus der Wärmelehre. Unter einer Kilokalorie (kcal) versteht man die Wärmemenge die benötigt wird, um 1 Kilogramm Wasser um 1 °C zu erwärmen. Wenn beispielsweise 1 Liter Wasser bei 20 °C Raumtemperatur auf 100 °C am Herd erhitzt werden, benötigt man hierzu 80 Kilokalorien. Im allgemeinen Sprachgebrauch wird jedoch nur die Bezeichnung „Kalorien" verwendet, womit eigentlich Kilokalorien (kcal) gemeint sind. Der Begriff „Kalorien" ist somit falsch. 100 Gramm Schokolade entsprechen ca. 500 Kilokalorien, in der Umgangssprache sagt man irrtümlich jedoch 500 „Kalorien". In diesem Buch werden Sie ausschließlich mit der richtigen Bezeichnung „Kilokalorien" konfrontiert.

Wieviel Kilokalorien liefern Fett, Eiweiß und Kohlenhydrate?

Bei der Berechnung des Energieinhaltes eines Lebensmittels werden folgende Werte zugrunde gelegt:

ein Gramm Fett	entspricht 9 kcal
ein Gramm Eiweiß	entspricht 4 kcal
ein Gramm Kohlenhydrate	entspricht 4 kcal
ein Gramm Alkohol	entspricht 7 kcal

Wie Sie sehen hat Fett die größte Energiedichte. Vorsicht auch bei Getränken die Alkohol enthalten. Alkohol liefert mit 7 kcal nicht nur fast soviel Energie wie Fett, er belastet auch die Leber, was sich sehr negativ auf die Fettverdauung auswirkt. Eiweiß und Kohlenhydrate liefern gleich viel Energie, allerdings werden Kohlenhydrate hauptsächlich zur Energiegewinnung genutzt. Eiweiße dienen vorwiegend als Bausubstanz für Muskeln, Zellen, Hormone und andere eiweißhaltige

Körperbestandteile. Bei der Berechnung des Energiegehaltes eines Lebensmittels werden die Energiewerte der einzelnen Stoffe addiert.

Beispiel

100 ml Molke enthalten
4,5 Gramm Milchzucker   entspricht 18 kcal
1 Gramm Eiweiß   entspricht 4 kcal
0,2 Gramm Milchfett   entspricht 1,8 kcal

Die Addition ergibt den Energiewert von 23,8 kcal für 100 ml Molke.

Energieverbrauch kontra zugeführte Energie

Wenn Sie abnehmen möchten, sollten Sie ein gewisses Basiswissen beherrschen. Vor allem sollte man sich mit physikalischen Größen wie Kalorien und Energieverbrauch auseinandersetzen. Diesem kleinen Kapitel kommt nämlich eine Schlüsselrolle bei der Gewichtsabnahme zu.

Kennen Sie den Spruch: „Ich weiß nicht woran das liegt, ich esse jetzt schon so wenig und nehme trotzdem nicht ab". Physikalisch läßt sich dieses Problem, mit dem sich täglich Tausende beschäftigen, präzise in einem Satz ausdrücken. Der Gesamtenergieverbrauch ist kleiner oder gleich der zugeführten Gesamtenergie. In klareren Worten ausgedrückt, die eingenommene Nahrung enthält immer noch mehr Kalorien als der Organismus verbraucht.

Der Gesamtenergieverbrauch des Organismus setzt sich im wesentlichen aus drei Komponenten zusammen. Zum einen hat der Körper einen bestimmten Grundumsatz. Dies ist der Energieverbrauch, der in Ruhe zur Aufrechterhaltung aller Körperfunktionen benötigt wird. Das Herz muß schlagen, die Organe müssen arbeiten, das Gehirn denkt und die Körpertemperatur muss auf 36 - 37 °C gehalten werden. Dieser Grundumsatz entspricht daher dem Energieverbrauch im Schlaf, also in körperlicher Ruhe. Zweitens verbraucht der Körper Energie bei körperlicher Betätigung. Dieser Energieverbrauch wird als Betätigungsumsatz bezeichnet. Unter den Betätigungsumsatz fallen alle körperlichen Bewegungen. Drittens muß die zugeführte Nahrung verdaut werden, was als Verdauungsumsatz betitelt wird.

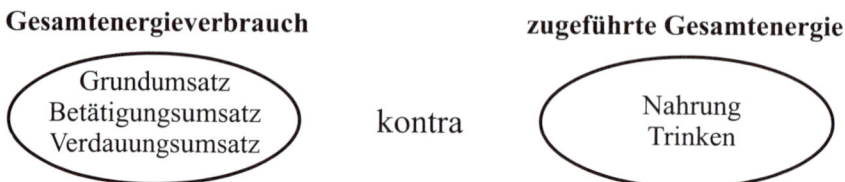

Gesamtenergieverbrauch

Grundumsatz
Betätigungsumsatz
Verdauungsumsatz

kontra

zugeführte Gesamtenergie

Nahrung
Trinken

Ist die zugeführte Gesamtenergie langfristig größer als der Gesamtenergieverbrauch bedingt dies eine Gewichtszunahme, ist sie kleiner als der Gesamtenergieverbrauch eine Gewichtsabnahme.

Der Grundumsatz muss erhöht werden

Wie im Kapitel „Der Jo-Jo-Effekt und die Hungersnot" bereits ausgeführt, erhöht eine zunehmende Muskelmasse den Grundumsatz. Ebenso wird dieser durch starke körperliche Belastung angehoben.

Unsere Nahrung hat überdies gleichfalls einen Einfluss auf den Grundumsatz. Molke ist beispielsweise dafür bekannt, dass die Grundfunktionen des Stoffwechsels angeregt werden. Dies zieht naturgemäß ebenfalls eine Erhöhung des Grundumsatzes mit sich. Dies wäre ein weiteres Glied in der Kette, mit dem der Erfolg der Molke bei der Gewichtsabnahme zu erklären ist.

Das Gegenteil wäre der Fall, wenn während der Diät ein Nährstoffmangel herrschen würde. Der Stoffwechsel wäre wortwörtlich am Boden. Um Abzunehmen würde immer weniger gegessen werden und der Energieverbrauch würde aufgrund des starken Nährstoffmangels noch weiter absacken.

Bei einer Diät ist deshalb oberstes Gebot, den Stoffwechsel anzutreiben. Molke hilft dabei in mehrfacher Weise:

- Molke bedingt durch ihr hochwertiges Molkeneiweiß eine maximale Muskelerhaltung während der Diät.
- Molke kurbelt aufgrund der in ihr enthaltenen Nährstoffe den Stoffwechsel an.
- Die leicht verdaulichen und nicht belastenden Nährstoffe der Molke erlauben eine maximale körperliche Betätigung.

Der Weg zum Erfolg

Ihr Übergewicht hat eine oder mehrere Ursachen. Das Kapitel „Der Weg zum Erfolg" soll Ihnen helfen, die Ursachen zu ergründen und Lösungswege aufzuzeigen. Das Ziel ist es, die Lebensweise so zu ändern, dass im Rahmen der Lünn-Molke-Diät ein dauerhaftes Wohlfühlgewicht erreicht wird.

Tägliche Ernährung

Um eine Gewichtsabnahme gesund durchzuführen, ist ein fundiertes Wissen über Ernährung und Lebensmittel von großer Bedeutung. Ein Grund für Ihr Übergewicht ist Ihr falsches Ernährungsverhalten. Sie werden zwar mit der Molke-Diät Gewicht verlieren, was ist aber nach der Gewichtsabnahme? Auch wenn Sie nach einer Molke-Diät weiterhin Ihre täglichen Molkendrinks zu sich nehmen, wird die Wirkung der Molke durch die falsche Ernährung herabgesetzt oder sie verpufft. Gleichfalls mit den Molkendrinks muss eine gesunde Lebensweise und somit ein gesundes Ernährungsverhalten angestrebt werden. Um dies zu

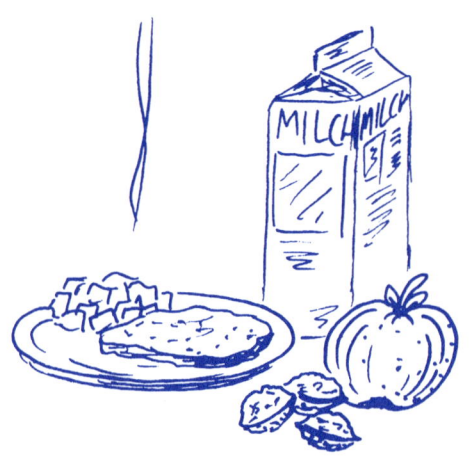

erreichen, ist ein bestimmtes Basiswissen über unsere Lebensmittel unbedingt notwendig. Im folgenden werden Sie mit diesem Basiswissen vertraut gemacht. Darüber hinaus erfahren Sie, wie die Molke mit den einzelnen Lebensmitteln in Wechselwirkung steht.

Die Lebensmittel werden in folgende 10 Klassen eingeteilt.

Klasse 1: Getreide, Getreideerzeugnisse und Kartoffeln
Klasse 2: Gemüse, Salate und Hülsenfrüchte
Klasse 3: Milch und Milchprodukte
Klasse 4: Fleisch, Fleischprodukte und Eier
Klasse 5: Fisch und Meerestiere
Klasse 6: Fette (Butter, Margarine) und Öle
Klasse 7: Nüsse und Samenfrüchte
Klasse 8: Obst (frisches und konserviertes)
Klasse 9: Honig und zuckerhaltige Nahrungsmittel
Klasse 10: Getränke

Klasse 1: Getreide, Getreideerzeugnisse und Kartoffeln

Getreideerzeugnisse sollten die Grundlage jeder gesunden Ernährung bilden. Für das Frühstück bieten sich Hafer- oder Roggenflocken sowie Vollkornbrötchen an. Ebenso können Pellkartoffeln oder Reis als erste Mahlzeit verspeist werden. Dies wird Ihnen zwar ungewöhnlich erscheinen, aber diese Erzeugnisse belasten kaum den Magen, spenden lange Energie und Sie sind einschließlich zwei bis drei Molkendrinks bis zum Mittag satt.

Einmal am Tag Kartoffeln oder Reis ist für eine schlanke Ernährung ideal. Die Kartoffel ist ein wichtiger Vitamin C Lieferant. Überdies ist die Kartoffel, ebenso wie Molke, reich an Kalium. Da die Kartoffel sehr salzarm ist, sollte dies beim Zubereiten berücksichtigt werden. Beim Garen daher bitte nicht salzen. Kümmel oder Petersilie geben der Kartoffel ein besseres und gesünderes Aroma. Dabei sollte die Pellkartoffel bevorzugt werden, da die Schale die Vitamine und Mineralstoffe beim Garen schützt.

Naturreis wird von Molkenkennern wegen seiner leichten Verdaulichkeit und seiner entschlackenden Wirkung ebenso wie die Kartoffel hoch geschätzt.

Verwenden Sie stets Vollkornprodukte. Brot, Reis und Nudeln aus dem vollen Korn enthalten sehr viele Ballast- und Nährstoffe. Vollkornmehl erkennen Sie an der Typenbezeichnung. Je höher die Typenzahl desto mehr Mineralstoffe sind enthalten. So enthält Typ 405 pro 100 g Mehl 405 mg Mineralstoffe. Typ 2000 enthält 2000 mg Mineralstoffe pro 100 g Mehl.

Am Anfang wird es Ihnen ungewöhnlich vorkommen wenn Sie statt einer Semmel oder einem Stück Weißbrot ein Vollkornbrötchen essen. Nach einiger Zeit werden Sie es nicht mehr missen wollen.

Tips: Getreide und Getreideerzeugnisse
• Kartoffeln und Reis eignen sich famos zur Molke-Diät
• Wählen Sie beim Einkauf Vollkornprodukte. Diese sättigen am besten und versorgen Sie mit reichlich Vitaminen und Ballaststoffen.
• Vollkorn-, Mehrkornprodukte anstatt Weißbrot
• Naturreis anstatt weißen Reis

Klasse 2: Gemüse, Salate und Hülsenfrüchte

Essen Sie täglich Gemüse und Salate. Davon sollte ein Teil immer als Rohkost verzehrt werden, da auf diese Weise die meisten Vitalstoffe aufgenommen werden. Es ist unmöglich mit Gemüse oder Salaten dick zu werden, da Ballaststoffe den Magen und den Darm füllen sowie den Hunger stoppen.

Zu jeder Molkenkur passen Gemüsesuppen und Gemüsezubereitungen. Gewürze unterstützen die Molke in Ihrer Arbeit. Den verschiedenen Gewürzen werden verdauungsfördernde sowie Speichel- und Magensaftsekretion anregende Wirkungen zugesprochen. Überdies regen einige Kräuter die Gallensaftbildung an und fördern deren Ausschüttung. Die Bildung von Gallensaft ist für die Fettverdauung von größter Bedeutung.

Kräuter, Gewürze	zugeschriebene Wirkung
Anis	regt die Verdauung an
Basilikum	regt die Verdauung an, entblähend
Brennessel	gallensaftanregend, harntreibend, verdauungsfördernd
Dill	regt die Magensaftsekretion an
Fenchel	entblähend, harntreibend
Knoblauch	regt die Verdauungssäfte an
Kümmel	entblähend, krampflösend
Löwenzahn	harn- und galletreibend
Paprika	regt die Magensaftsekretion an
Senf	keimhemmend

Tips: Gemüse, Salate und Hülsenfrüchte

• Verwenden Sie Gemüse in der Reihenfolge: frisch - tiefgefroren - Konserve.

• Rohes Sauerkraut enthält ebenso wie die Molke darmfreundliche Milchsäure. Da Sauerkraut auch reichlich Vitamin C enthält, sollte es öfter auf dem Speiseplan stehen.

• Gemüse nie lange lagern, da sonst die Vitalstoffe verloren gehen.

• Verwenden Sie zum verfeinern anstatt Sahne oder Mayonnaise lieber kaltgepresstes Öl oder Joghurt.

• Salate vor den Hauptmahlzeiten regen die Verdauungssäfte an.

• Garen bitte nur so kurz wie möglich, so bleiben die Vitaminverluste in einem vertretbaren Rahmen.

• Kaufen Sie Jahreszeitengerecht, diese Gemüse und Salate sind in der Regel weniger überdüngt.

Klasse 3: Milch und Milchprodukte

Milch und Milchprodukte sind in vielerlei Hinsicht wertvolle Lebensmittel. Die Molke sticht jedoch besonders hervor, da sie alle Vorteile der Milch inne hält. Die Molke ist calciumhaltig, vitaminhaltig, fettarm und enthält nur wertvolles Eiweiß. Im Gegensatz zur Milch belastet die Molke nicht den Magen.

Käse bietet eine Möglichkeit aus der leicht verderblichen Milch ein haltbares Lebensmittel zu machen. Bedenklich ist jedoch der hohe Natriumgehalt des Käses. Käse enthält durchschnittlich vier bis zehnmal soviel Natrium wie Kalium. Während die Molke mit ihrem hohen Kaliumanteil entwässernd wirkt, bewirkt der Käse genau das Gegenteil. Zum Entschlacken ist Käse daher nicht geeignet, denn er bindet Wasser und führt dem Körper hohe Kochsalzmengen zu.

Betreffend des Natrium- und Kaliumgehalts der Milchprodukte ist neben der Molke nur Joghurt, Speisequark, Schichtkäse und Buttermilch zu empfehlen. Diese Milchprodukte weisen alle gegenüber dem Natriumanteil einen höheren Kaliumanteil auf. Personen die zusätzlich zum Übergewicht an Bluthochdruck leiden sollten daher Käse und natürlich auch alle Wurstsorten meiden.

Da Milchprodukte jedoch reich an Calcium sind, sollte der Calciumbedarf über Molke, Schichtkäse oder Quark gedeckt werden. In keinen anderen Lebensmitteln ist der Calciumgehalt so hoch wie in den Milchprodukten.
In der Milch sind zwei Eiweißsorten enthalten, das Casein und das Molkeneiweiß. Bei der Käseherstellung verbleibt das Molkeneiweiß in der Molke, im Käse ist also ausschließlich Casein enthalten. Das in der Milch und im Käse vorhandene Casein kann beim Verzehr unangenehme Beschwerden verursachen. Essen Sie daher nie zu viel Käse, sonst liegt er Ihnen wie ein Stein im Magen. Das Molkeneiweiß verursacht dagegen keinerlei Beschwerden. Es ist leicht verdaulich und belastet in keinster Weise. Molkeneiweiß ist nicht nur das hochwertigste Eiweiß, sondern auch das unbeschwerlichste. Somit wäre es nur wünschenswert, wenn die Molke generell zur täglichen Ernährung gehören würde.

Tips: Milch und Molke
- Da der Käse bei der Reifung Feuchtigkeit verliert, wird der Fettgehalt immer auf die Trockenmasse bezogen. Sie finden dann die Angabe „Fett i. Tr." (Fett in der Trockenmasse) auf der Packung. Nehmen Sie von der Prozentangabe die Hälfte, dann haben Sie ungefähr die Fettmenge pro 100 Gramm Käse. Beispiel: Camembert 30 % Fett i. Tr.. In 100 Gramm Käse sind dann ca. 15 Gramm Fett enthalten.
- Essen Sie möglichst fettarme Milchprodukte. Molke steht hierbei wiederum an erster Stelle. Käse sollte nur verzehrt werden, wenn der Fettgehalt kleiner 30 % Fett i. Tr. beträgt.

- Sollten sie Milch trinken, dann keine mit 3,5 % Fett sondern höchstens mit 1,5 % Fettgehalt.
- Bei Joghurt verwenden Sie bitte nur Naturjoghurt oder selbstgemachten Fruchtjoghurt, da industrieller Fruchtjoghurt teilweise erhebliche Zuckerzusätze enthält.
- Wer auf Milch- oder Molkenprodukte verzichtet, setzt sich einer Calcium-Mangelernährung aus. Brüchige Knochen (Osteoporose) und schlechte Zähne wären die Folge.
- Käse enthält sehr viel Kochsalz. Quark und Schichtkäse sind dagegen kochsalzarm und enthalten viel Kalium.
- Wer auf den hohen Natriumgehalt und das Caseineiweiß von Käse verzichten möchte, kann ausschließlich Molkenprodukte verzehren.

Klasse 4: Fleisch, Fleischprodukte und Eier

In einer ausgewogenen Ernährung haben Fleischprodukte ihren festen Platz. Wobei durchaus auch vollends auf fleischliche Kost verzichtet werden kann. Eine sogenannte ovo-lakto-vegetabile Kost (Verzicht auf fleischliche Kost; Eier und Milchprodukte werden dagegen konsumiert) liefert sämtliche Nährstoffe für eine gesunde Ernährung. Auch bei einer ausgewogenen lakto-vegetabilen Kost (Verzicht auf fleischliche Kost und Eier; Milchprodukte werden konsumiert) entsteht kein Nährstoffmangel.

Es ist völlig ausreichend, nur zwei- bis dreimal in der Woche Fleisch zu konsumieren. Die mageren Sorten sollten bevorzugt werden. Kalbfleisch ist nahezu fettfrei.

Auf Wurst sollte generell verzichtet werden. Wurst ist der Fettlieferant Nr. 1 unserer Nahrung. Zudem enthält das Fett der Wurst nur sehr wenig ungesättigte Fettsäuren, diese sind jedoch für eine ausgewogene Fettzufuhr ungemein wichtig.

Eier sind besonders nahrhaft, enthalten reichlich Vitamine, Eiweiß, Mineralstoffe und Spurenelemente. Der größte und wohl einzige Nachteil der Eier ist ihr hoher Cholesteringehalt von ca. 300 mg pro Ei. Deshalb sollte der Eikonsum auf zwei bis drei Eier pro Woche beschränkt werden. Diese Menge gilt als unschädlich.

Tips: Fleisch und Ei

- Auf Wurst sollte generell verzichtet werden, insbesondere bei der Molke-Diät.
- Essen Sie nicht täglich Fleisch.
- Verzichten Sie weitgehend auf Innereien wie Leber oder Niere. Diese enthalten zuviel Cholesterin, Purine und Schadstoffe.
- Essen Sie nicht mehr als zwei bis drei Eier pro Woche.
- Fleisch und Eier sind wichtige Eiweißlieferanten. Das in der Molke enthaltene Molkeneiweiß ist für den menschlichen Organismus jedoch hochwertiger einzuschätzen.
- Essen Sie nur magere Fleischsorten wie Kalbfleisch, Puten- und Hähnchenfleisch oder auch gekochter Schinken. Schnitzel, Lende, Filet oder Muskelfleisch (ohne Fett) gehören zu den fettärmeren Fleischstücken.

Klasse 5: Fisch und Meerestiere

Fisch und Molke sind eine fabelhafte Kombination. Nicht nur während der Lünn-Molke-Diät ist der Fisch, mindestens zweimal pro Woche genossen, ideal. Sei es nun Seefisch, Meeresfisch oder Flussfisch, essen Sie ihn; zum schlank werden ist er famos. Der Deutsche verzehrt wöchentlich nur ca. 100 Gramm Fisch; viel zu wenig raten Experten. Ebenso wie die Molke ist der Fisch, vor allem die mageren Sorten wie Seelachs, Schellfisch, Kabeljau, Scholle oder Hecht, sehr leicht verdaulich. Fisch enthält hochwertiges Eiweiß aber sehr wenig Fett. Selbst die fetthaltigen Fische sind im Gegensatz zu anderen Lebensmittel kalorienarm und gesund. Das Fischfett ist reich an wertvollen mehrfach ungesättigten Fettsäuren und arm an Cholesterin. Die im Fisch enthaltenen Vitamine ergänzen sich zur Molke hervorragend.

Die leichte Verdaulichkeit ist ein Hauptgrund, weshalb der Fisch zur Lünn-Molke-Diät passt. Denn hierbei sind nur leicht verdauliche und fettarme Speisen zugelassen. Seefisch dient dem Menschen als wichtigste Jodquelle. Unter Jodmangel kann der Organismus nicht genügend

Schilddrüsenhormone herstellen, aber gerade die sind wichtig, um das Stoffwechselgeschehen im Körper optimal zu gestalten. Bei Jodmangel wird der Stoffwechsel vermindert und der Körper arbeitet auf Sparflamme. Fettpolster werden dabei gebildet. Mit Jod kann dagegen die Schilddrüse perfekt arbeiten.

Tips: Fisch und Molke

- Mindestens zweimal wöchentlich Fisch essen (100 g pro Portion)
- Seelachs, Schellfisch, Kabeljau, Scholle, Hecht oder Zander sind mager. Der Fettgehalt liegt durchschnittlich unter 1 Gramm pro 100 Gramm verzehrfertigem Fisch. Rotbarsch, Karpfen oder Forelle haben weniger als 4 Gramm Fett pro 100 Gramm verzehrfertigem Anteil. Diese Fische sind während der Molke-Diät vorzuziehen.
- Wenn überhaupt, sparsam salzen (Jodsalz). Ebenso wie die Molke ist Fischfleisch kaliumhaltig.

Klasse 6: Fette (Butter, Margarine) und Öle

Fette setzen sich aus gesättigten und ungesättigten Fettsäuren zusammen. Ungesättigte Fettsäuren sind essentiell (lebensnotwendig). Man muss sie täglich mit der Nahrung aufnehmen da der menschliche Organismus sie nicht herstellen kann. Überdies benötigt der Körper Fett, um die fettlöslichen Vitamine A, E und K zu verwerten.

Allerdings kommt es auf die Menge an. Ein gesunder Mensch sollte täglich etwa 1 Gramm Fett pro Kilogramm Körpergewicht zu sich nehmen, bei 60 kg Normalgewicht wären dies ca. 60 Gramm. Jedoch werden in Deutschland durchschnittlich mehr als 120 Gramm Fett über die Nahrung aufgenommen. Dazu zählen auch versteckte Fette in der Wurst, im Käse oder im Fleisch. Personen die an Übergewicht leiden und eine Abmagerungskur durchführen, müssen vor allem die Fettzufuhr begrenzen.

Das täglich aufgenommene Fett sollte zu 1/3 aus gesättigten Fettsäuren, zu 1/3 aus einfach ungesättigten Fettsäuren und zu 1/3 aus mehrfach ungesättigten Fettsäuren bestehen.

	Gehalt an Gesamtfett* (g / 100 g Produkt)	Anteil an gesättigten Fettsäuren (in %)	Anteil an einfach ungesättigten Fettsäuren (in %)	Anteil an mehrfach ungesättigten Fettsäuren (in %)
Butter	75	65	31	4
Pflanzenmargarine	75	28	38	34
Diätmargarine	75	23	14	63
Halbfettmargarine	38	27	27	46
Sonnenblumenöl	95	11	22	67
Distelöl	95	9	13	78

*(ungesättigte und gesättigte Fettsäuren)

Über die Frage, welches das bessere Streichfett ist, Butter oder Margarine, streiten sich viele Gesundheitsexperten. Die Butter ist zwar ein wertvolles Lebensmittel, enthält aber mit 4 % nur sehr wenig mehrfach ungesättigte Fettsäuren. Die Margarine-Sorten sind bedeutend reichhaltiger mit mehrfach ungesättigten Fettsäuren bestückt. Den höchsten Gehalt an mehrfach ungesättigten Fetten können jedoch die Pflanzenöle aufweisen. Fleisch, Käse und Milchprodukte enthalten überwiegend gesättigte Fettsäuren.

Um die Vorgabe zu erfüllen, dass das aufgenommene Fett zu je 1/3 aus gesättigten, einfach ungesättigten und mehrfach ungesättigten Fetten besteht, sollte täglich etwas Pflanzenöl aufgenommen werden. Durch Margarine, Fisch oder Nüsse kann der Bedarf an ungesättigten Fetten ebenfalls gedeckt werden.

Tips: Öle, Streichfette
- Schränken Sie Ihren Fettkonsum ein.
- Butter nur sparsam verwenden, da Butter zu viel gesättigte Fettsäuren enthält.
- Margarine nur dann verwenden, wenn sie ungehärtet ist.
- Auf Butter und Margarine kann vollständig verzichtet werden, wenn der Fettbedarf mittels Pflanzenöl, Nüsse oder Fisch gedeckt wird.
- Verwenden Sie möglichst oft kaltgepresste Öle.

Klasse 7: Nüsse und Samenfrüchte

Nüsse und Samen sind für eine gesunde Ernährung unentbehrlich. Vielfach haben Nüsse den Ruf „Dickmacher" zu sein. Dies ist unbegründet wenn Nüsse in Maßen genossen werden. Nüsse und Samen enthalten reichlich herzfreundliche ungesättigte Fettsäuren. Oft bezeichnet man sie auch als Früchte, da sie viele Mineralstoffe und Spurenelemente enthalten. Darunter sind Eisen, Calcium, Magnesium und das entwässernde Kalium. Überdies sind sie reich an Vitamin E und den B-Vitaminen. Im Rahmen der Lünn-Molke-Diät werden mindestens einmal am Tag Nüsse oder Samen (insbesondere Sonnenblumenkerne) zu sich genommen. Für eine Gewichtsabnahme sind diese Vitalstoffe unersetzlich.

Tips: Nüsse und Samen
- 1 Glas Molke, 1 Stück Obst und 1 Teel. Nüsse oder Samen bilden eine perfekte Zwischenmahlzeit.
- Verzichten Sie auf gesalzene oder geröstete Nüsse. Derart behandelte Nüsse sollten für eine schlanke Figur tabu sein.

Klasse 8: Obst (frisches und konserviertes)

Zur Lünn-Molke-Diät gehören auch Früchte. Ananas, Melone, Birne, Feige, Banane oder Apfel sind ideal. Zitrusfrüchte (Orange, Grapefruit, Zitrone) sollten nicht unmittelbar zur Molke verzehrt werden, denn diese können Beschwerden (Blähungen) verursachen.

Von größtem Nutzen während der Molke-Diät sind die Ballast- und Faserstoffe. Sie unterstützen durch ihre Quellfähigkeit die Molke bei der Förderung der Darmbewegung und der Darmreinigung. Spezielle Obstinhaltsstoffe können Schadstoffe binden und helfen auch auf diese Weise bei der Darmreinigung. In der täglichen Ernährung sollten mindestens 300 - 450 g Obst enthalten sein.

Tips: Obst und Molke

- Verzehren Sie das Obst am Stück, anstatt Obstsaft zu trinken, denn dem Saft fehlen meistens die Ballaststoffe. Überdies muß auch das Obst gut gekaut und eingespeichelt werden. Wenn Sie Obstsaft trinken, verdünnen Sie ihn am besten 1 : 1 mit Wasser.
- Vermeiden Sie Fruchtnektar, denn nur wo Saft auf der Flasche steht ist auch 100 % Saft drin.
- Zerkleinertes Obst sollte rasch gegessen werden, da sonst viele Vitamine zerstört werden.
- Zitrusfrüchte (Orange, Grapefruit, Zitrone) nicht unmittelbar zur Molke verzehren.

Klasse 9: Honig und zuckerhaltige Nahrungsmittel

Zucker ist überflüssig, verursacht Karies und macht dick. In einer gesunden Ernährung sollte Zucker in Maßen genossen werden. Jedoch ist Zucker nicht gleich Zucker. Wenn Sie Gewichtsprobleme haben und abnehmen möchten, verzichten Sie insbesondere auf Haushaltszucker. Der in Früchten enthaltene Frucht- und Traubenzucker verursacht keine derartigen Probleme. Im Gegenteil, mit Früchten und Molke können Sie wunderbar abnehmen.

Der weiße Haushaltszucker ist ein Vitamin-Räuber. Der Organismus benötigt Vitamin B, um den Haushaltszucker zu verarbeiten. Dieses Vitamin B wird dabei aus den körpereigenen Reserven genommen. Um vollwertige Nahrungsmittel wie Vollkornmehl oder Naturreis zu verarbeiten, benötigt der Organismus zwar auch Vitamin B, aber diese Vollwertprodukte führen immer Vitamine mit sich. Ein Vitamin-Mangel kann bei ihnen nicht entstehen. Frucht- und Traubenzucker aus Früchten benötigen kein Vitamin B zur Verarbeitung. Sie sind daher keine Vitamin-Räuber.

Noch vor hundert Jahren war Karies weitgehend unbekannt. Mit der industriellen Zuckerproduktion und dem einhergehenden Zuckerkonsum stieg parallel dazu der Kariesbefall der Zähne. Weniger Probleme bereitet der Zucker, wenn er zu den Mahlzeiten gegessen wird und danach gleich die Zähne geputzt werden. Wird der Zucker jedoch, wie es bei

Kindern der Fall ist, ständig in irgendwelchen Süßwaren wie Lutscher und Bonbons aufgenommen, ist ein Kariesbefall nicht abzuwenden.

Der weiße Haushaltszucker gilt überdies neben dem „Fett" als der Dickmacher schlechthin. Besonders riskant für das Übergewicht ist die in verschiedenen Nahrungsmitteln vorkommende Kombination Haushaltszucker und Fett. Beim Verzehren dieser Produkte kommt es durch den enthaltenen Zucker zu einer starken Insulinausschüttung. Das ausgeschüttete Insulin sorgt dafür, dass der Zucker aus den Blutbahnen in die Körperzellen transportiert wird. Gleichfalls wird jedoch auch das aufgenommene Fett in die Körperzellen und somit in die Fettdepots geschleust. Die dickmachende Wirkung von Zucker potenziert sich daher in der Kombination mit Fett.

Süßigkeiten die Haushaltszucker enthalten, erzeugen Heißhunger und es wird nach deren Konsum automatisch mehr gegessen. Jeder Übergewichtige kennt dieses Phänomen: man kann nach einer Tafel Schokolade einfach nicht aufhören, regelrechte Heißhungerattacken überkommen einen. Mit Molke kann kein Heißhunger entstehen. Der in der Molke enthaltene Milchzucker wird langsam abgebaut und spendet lange Zeit Energie.

Tips: Süßigkeiten und Honig
- Wird der Haushaltszucker innerhalb einer vernünftigen Mahlzeit mit vielen Ballaststoffen, Vitaminen und Vollkornprodukten verzehrt, so spricht nichts gegen ihn. Beispielsweise in Marmelade auf einem Vollkornbrötchen in Kombination mit einem Müsli. Durch die vielen Ballaststoffe wird der Zucker langsam aufgenommen. Wenn die Marmelade sparsam verwendet wird entsteht auch kein Vitaminmangel, da Müsli und Vollkornbrötchen sehr viele Vitamine enthalten.
- Manche Gesundheitsexperten sehen in Honig keine besonderen gesundheitlichen Vorzüge. Honig enthält ebenfalls Zucker und wirkt kariesfördernd. Daher sollte auch Honig nur sparsam verwendet werden. Honig enthält jedoch auch viele Vitamine und Mineralstoffe.
- Traubenzucker und Fruchtzucker, wie er in Früchten vorkommt, ist mit weißem isoliertem Haushaltszucker nicht zu vergleichen. Fruchtzucker führt nicht zu Heißhungerattacken und mit Früchten nehmen Sie garantiert nicht zu.

Klasse 10: Getränke

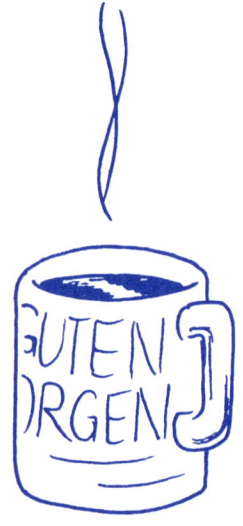

Trinken, trinken und trinken heißt die Devise vieler Diät-Bücher. Da liegen wir mit der Molke genau richtig. Beim Abnehmen sollte viel getrunken werden damit die Schlacken (beim Fettabbau entsteht Stoffwechselabfall) ausgeschwemmt werden können. Wird zu wenig getrunken können sich die Fettabbau-produkte im Bindegewebe einlagern und es entsteht die unschöne Orangenhaut.

Molke ist für ihre entschlackende Wirkung bekannt und zum ausschleusen ideal. Ich habe mehrfach die Bestätigung erhalten, dass Mol-ke bei einer Diät den Körper säubert, den Hunger stillt und sich der Körper nach dem Abnehmen straffer anfühlt.

Zur Molke eignen sich noch natriumarme Mi-neralwässer sowie Früchte- und Kräutertees. Achten Sie vor allem auf einen niedrigen Natriumanteil im Mineralwasser. Kochsalz ist eine Verbindung aus einem Teil Natrium und einem Teil Chlor. Kochsalz ist somit auch im Mineralwasser vorhanden. Sie finden den Natriumgehalt auf dem Etikett mit abgekürzter Form „Na" verzeichnet. Zumeist ist der Natriumgehalt in mg/l (Milligramm pro Liter) angegeben. Ein Mine-ralwasser mit einem Natriumgehalt von kleiner 100 mg pro Liter be-zeichne ich als natriumarm. Ein Mineralwasser mit einem Natrium-gehalt von mehr als 500 mg Natrium pro Liter zähle ich schon zu den stark natriumhaltigen Mineralwässer.

Insgesamt sollten drei Liter Flüssigkeit, über den Tag verteilt, aufge-nommen werden. Vermeiden sollte man Alkohol oder Limonaden. Al-kohol liefert fast so viel Kalorien wie Fette oder Öle. Limonade enthält Haushaltszucker welcher Heißhunger verursacht.

Während der Lünn-Molke-Diät sollte Milch selbstverständlich gemie-den werden. Während der normalen Ernährung kann natürlich hin und wieder ein Glas Milch getrunken werden, aber bitte nicht direkt zur Molke.

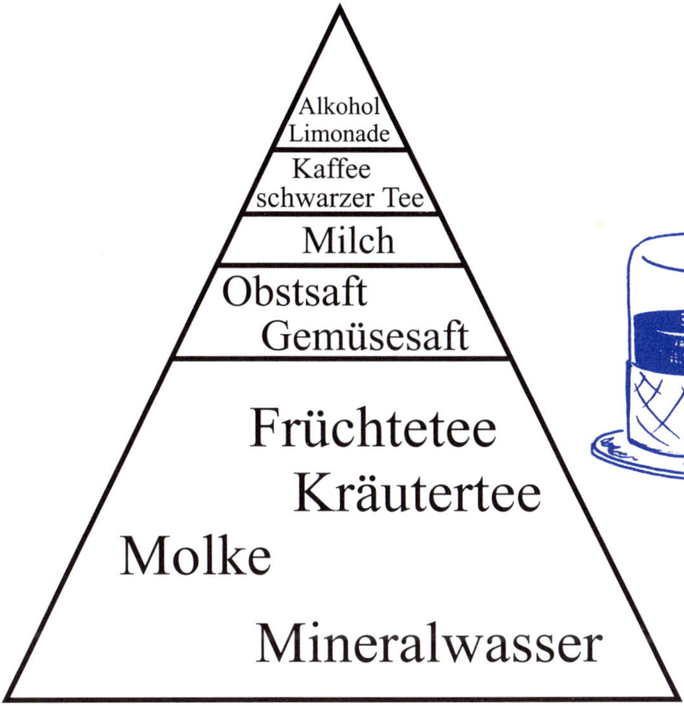

Alkohol
Limonade

Kaffee
schwarzer Tee

Milch

Obstsaft
Gemüsesaft

Früchtetee
Kräutertee

Molke

Mineralwasser

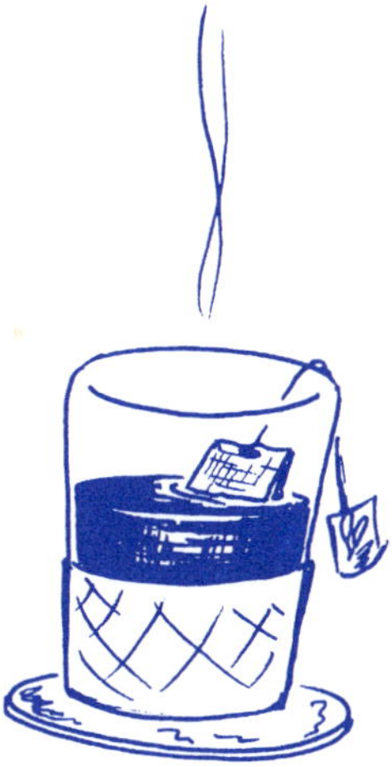

Getränkepyramide nach M. Lünn ©1999

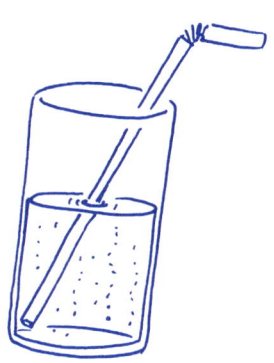

Wie in der Pyramide dargestellt, sollten Molke, Mineralwässer sowie Früchte- und Kräutertees den Löwenanteil der täglichen Flüssigkeitseinnahme bilden. Darüber hinaus kann öfter mal ein Saft oder ein Glas Milch getrunken werden. Pro Tag einen Kaffee oder einen schwarzen Tee schaden der Gesundheit gewiss nicht. Alkoholhaltige Getränke oder Limonaden sollten, wenn überhaupt, nicht täglich getrunken werden.

61

Das Essverhalten

Nachstehend lesen Sie die wichtigsten Grundregeln zum Essverhalten. Damit Sie diese nicht einfach überlesen und zum nächsten Punkt übergehen, finden Sie unter jedem Abschnitt drei Kästchen zum ankreuzen. Vermerken Sie hier, welche Situation auf Sie zutrifft. Notieren Sie noch das Datum dazu, dann können Sie in einigen Wochen erneut Ihr Essverhalten überprüfen.

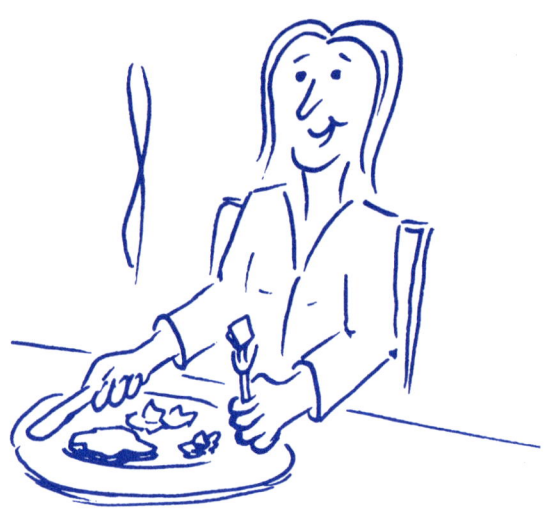

Die wichtigsten Ratschläge zum Essverhalten

<u>Zutaten zurecht legen:</u> Legen Sie vor der Mahlzeit alle Zutaten, die Sie essen möchten, auf einen Teller. Während dem Essen wird oftmals der Überblick über das gegessene verloren. Es wird dann zuviel gegessen.

Habe ich noch nie gemacht.	Habe ich schon immer gemacht.	Habe ich ab und zu gemacht.

<u>Molke sollte griffbereit sein:</u> Stellen Sie sich Ihre Molke immer griffbereit in die Küche. Bei eventuellem Heißhunger gehen Sie dann nicht erst auf die Suche nach Dickmachern. Zusätzlich kann noch ein Obstteller dazu gestellt werden.

Ich muß die Molke oder das Obst immer erst aus dem Schrank räumen.	Bei mir steht die Molke schon immer griffbereit.	Manchmal stelle ich mir die Molke und einen Obstteller hin.

<u>Reste liegen lassen:</u> Lassen Sie Reste auf dem Teller liegen, wenn Sie satt sind. Der Satz: "Es wird gegessen was auf dem Teller liegt, denn das hat schließlich Geld gekostet", ist nur die halbe Wahrheit. Die Behandlung von Folgekrankheiten durch Übergewicht ist weitaus kostspieliger.

Ich esse immer die Reste auf.	Die Reste habe ich immer weggeworfen.	Manchmal überkommt es mich, dann esse ich die Reste auf.

<u>„Nein" sagen:</u> Schlagen Sie ein angebotenes zweites Stück Kuchen aus. Oftmals wird bei Einladungen nur gegessen, um dem Gastgeber einen Gefallen zu tun. Begnügen Sie sich mit einem Saft oder einem Wasser, sonst ärgern Sie sich später über einen vollen Bauch und über die Kalorien. Es sollte Ihnen Spaß machen sich durchzusetzen, denken Sie an Ihre Linie und an Ihre Gesundheit. Zeigen Sie Ihr großes Selbstbewusstsein und weisen Sie darauf hin, dass Sie sich gesund ernähren möchten. Ich habe die Erfahrung gemacht, dass die Mitmenschen dafür sehr großes Verständnis aufbringen. In der Regel werden Sie auch gefragt wie Sie sich eine gesunde Ernährung vorstellen. Erzählen Sie von der Molke, welche die Basis für eine gesunde schlanke Ernährung bilden kann. Vielleicht finden Sie Nachahmer mit denen Sie sich treffen und Ihre Erfahrungen austauschen können.
Ein großes Selbstbewusstsein ist in der Phase des Abnehmens und der gesunden Ernährung besonders wichtig. Sie sollten es unbedingt auf verführerische Situationen schulen und zeigen Sie vor allem Stärke. Schließlich ist es Ihre Gesundheit und Ihr Körper.

Ich konnte noch nie „Nein" sagen.	Ich habe mich schon immer durchgesetzt.	Ab und zu überwinde ich mich und setze wirklich das durch was ich möchte.

Keine Vorräte: Die beste Voraussetzung, um auf Süßigkeiten verzichten zu können, ist keine im Hause zu haben. Legen Sie sich keine Vorräte an, denn diese werden gegessen.

Ich habe immer Süßigkeitsvorräte daheim.	Ich habe mir nie Süßigkeitsvorräte zugelegt.	Manchmal lege ich mir beim Einkaufen größere Vorräte zu.

Essen Sie nicht aus Langeweile: unternehmen Sie etwas. Sei es spazieren gehen, mit Freunden plaudern oder im Kino einen Film anschauen.

Ich habe schon immer aus Langeweile gegessen.	Ich esse nie aus Langeweile.	Manchmal kommt es vor, dass ich aus Langeweile etwas esse.

Essen Sie langsam: Vollwertkost läßt sich nicht hinunterschlingen, Produkte aus dem vollen Korn werden automatisch länger gekaut. Machen Sie den folgenden Test und kauen Sie einmal an einem Bissen Weißbrot und kurz danach an einem Stück Vollkornbrot. Das Stückchen Weißbrot wird zwei bis dreimal gekaut und sofort hat man das Gefühl, man hat nichts mehr im Mund. Das Vollkornbrot muss länger gekaut werden, um es zu schlucken. Sie sehen, wenn Sie Produkte aus dem vollen Korn essen, stellt sich das geforderte langsame essen wie von selbst ein. Überdies werden Sie mit der Zeit das kräftige Aroma der Vollkornprodukte nicht mehr missen wollen.

Ich habe schon immer mein Essen hinunter geschlungen.	Ich esse immer bewusst und langsam.	Ab und zu, wenn ich in Eile bin, esse ich zu schnell.

<u>Konzentration beim Essen:</u> Beim Essen sollte Ihre ganze Konzentration der Mahlzeit gelten. Lesen und fernsehen stören die Verdauung und es wird automatisch mehr gegessen. Nehmen Sie sich Zeit für Ihr Essen und genießen Sie.

Ich mache fast immer etwas nebenbei.	Ich konzentriere mich ausschließlich auf meine Mahlzeit.	Manchmal beschäftige ich mich noch nebenbei etwas.

<u>Fester Essplatz:</u> Versuchen Sie immer, am selben Platz zu essen. Trainieren Sie sich darauf, alle Mahlzeiten an diesem einzigen Sitzplatz einzunehmen. Dies verhindert das zwischendurch essen an allen möglichen und unmöglichen Orten. Wenn Sie Ihren Essplatz nun auch noch schön decken, wird es Sie automatisch an diese eine Stelle ziehen. Sie werden nach einiger Zeit nur noch an diesem, Ihrem Lieblingsplatz essen wollen. Das Naschen am Kühlschrank oder vor dem Fernseher wird Ihnen mit der Zeit ungewohnt.

Ich esse immer an verschiedenen Plätzen.	Ich habe einen festen Essplatz.	Manchmal esse ich an wechselnden Plätzen.

<u>5 Mahlzeiten:</u> Essen Sie mindestens fünf Mahlzeiten am Tag und diese zu festen Zeiten oder in einem bestimmten Zeitrahmen. Auf diese Weise sind Sie vor Süßhungeranfällen geschützt. Meine eigenen Beobachtungen haben ergeben, das Personen die mehrere kleine Mahlzeiten zu sich nehmen besser abnehmen als diejenigen, die bewusst Mahlzeiten auslassen. Allerdings können Sie Mahlzeiten durch Molkendrinks austauschen. Die Molke liefert Ihnen dann die notwendigen Nährstoffe.

Ich habe noch nie auf die Anzahl meiner Mahlzeiten geachtet.	Ich achte sehr darauf, das ich 5 - 6 kleine Mahlzeiten zu festen Zeiten einnehme.	Ab und zu kommt es vor, dass ich eine Mahlzeit auslasse.

Vorfüllung: Trinken Sie vor jeder Hauptmahlzeit mindestens ein Glas Molke, diese „Vorfüllung" sättigt ungemein und Sie werden danach weniger verzehren.

Ich habe noch nie vor dem Essen ein Glas Molke getrunken.	Ich trinke regelmäßig vor jeder Hauptmahlzeit ein Glas Molke.	Ab und zu, wenn ich daran denke, trinke ich ein Glas Molke.

Keine Hektik: Lassen Sie beim Essen keine Hektik aufkommen. Essen Sie ruhig und bedacht.

Ich esse immer in Hektik.	Ich nehme mir Zeit zum Essen.	Manchmal kommt es vor, dass ich in Hektik verfalle.

Planen Sie Ihre Mahlzeiten: Erfahrungsgemäß essen Mollige sehr viel durcheinander und essen überdies recht unplanmäßig. Bereiten Sie Ihre Mahlzeiten für die Arbeit zu Hause vor. Geplante Mahlzeiten sind der erste Schritt zu einem bewussten Abnehmen.

Ich plane nie, sondern esse das wozu ich gerade Hunger verspüre.	Ich weiß immer was ich bei der nächsten Mahlzeit essen werde.	Nur manchmal esse ich ungeplant.

Welche Verhaltensregeln fallen Ihnen ein, die Sie unbedingt zum Guten verändern möchten? Im nachstehenden Kasten können Sie Ihre ganz persönlichen Verhaltensregeln aufschreiben.

Meine neuen eigenen Verhaltensregeln:

Bewegung

Da die Ursachen für Übergewicht nie ausschließlich an Nahrungsspezifische Faktoren festzumachen sind, möchte ich Ihnen in diesem Kapitel erläutern, wie wichtig die Bewegung bei der Gewichtsabnahme ist.

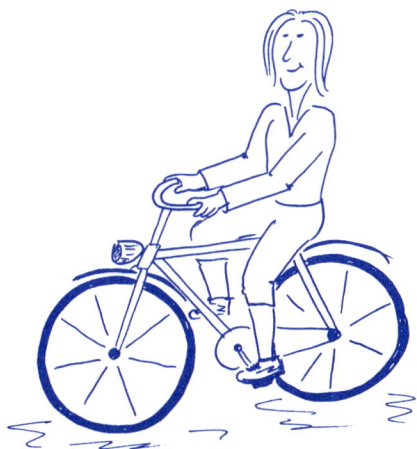

Mit Hilfe der Bewegung werden Kalorien verbraucht, die Muskelmasse erhöht, die Gesundheit verbessert und vor allem Freude am Leben gewonnen. Überdies verringern sich Risikofaktoren wie hoher Blutdruck und Übergewicht. Das Nervensystem wird gestärkt und Stress abgebaut. Das Blut fließt besser, was sich positiv auf das Herz-Kreislauf-System auswirkt. Aktive Sportler sind beispielsweise bedeutend weniger Infarktgefährdet als Sportmuffel.

Bewegung steigert den Stoffwechsel

Bewegung steigert den Stoffwechsel und der Körper verbraucht mehr Energie. Diese Energie holt er sich beispielsweise aus den Fettdepots. Es wird jedoch nicht nur während der Bewegung Energie verbraucht, der Stoffwechsel läuft noch nach Stunden oder sogar noch ein bis zwei Tage auf Hochtouren. Damit dieser Zustand des erhöhten Stoffwechsels anhält, wäre mindestens alle zwei Tage ein erhöhtes Belastungsprogramm von Nöten.

Abnehmen bedeutet: Energie verbrauchen

Abnehmen bedeutet nicht nur weniger Energie zuführen, sondern gleichfalls mehr Energie verbrauchen. In der nachstehenden Tabelle können Sie erkennen, welche Bewegungszeit der jeweiligen Sportart von Nöten ist, um 500 kcal (Die Energie einer Tafel Schokolade) zu verbrennen.

Körperliche Aktivität	Zeit um 500 kcal zu verbrennen
Gehen langsam	170 Minuten
Gehen zügig	125 Minuten
Joggen	45 Minuten
Gymnastik leicht	150 Minuten
Gymnastik anstrengend	70 Minuten
Schwimmen	70 Minuten
Radfahren mäßig schnell	85 Minuten
Radfahren zügig	60 Minuten
Fenster putzen	125 Minuten
Tanzen	125 Minuten

Laufen lernen

Ausdauersportarten passen ideal zur Molke-Diät. Allen voran Laufen, Schwimmen und Rad fahren. Laufen ist ideal, nicht teuer und man bewegt sich an der frischen Luft. Außerdem ist es mit der richtigen Bekleidung zu jeder Jahreszeit möglich. Gerade beim Laufen trauen sich jedoch viele nicht, oftmals aus falscher Scham, den Trainingsanzug überzuziehen und direkt vor der Haustür diese Sportart zu betreiben. Vielleicht fällt es Ihnen leichter, wenn Sie den Sportplatz in Ihrem Ort aufsuchen. Trauen Sie sich, auch wenn Sie erstmals mit dem Laufen beginnen. Die meisten Sportplätze verfügen über eine Tartanbahn. Diese ist äußerst gelenkschonend, im Gegensatz zum harten Straßenbelag. Einen sehr guten Untergrund für das Laufen bieten auch Waldwege. Wenn Sie jedoch alleine laufen, ist der beste Ort der Sportplatz in Ihrer Nähe. Suchen Sie sich vielleicht noch einen Partner oder eine Partnerin für das Laufen.

Wenn Sie sich jetzt sagen, „Ich schaffe doch noch nicht mal eine Runde um den Sportplatz", dann wissen Sie nicht, was Laufen bedeutet und wie man das Laufen trainiert. Das Tempo beim Laufen bestimmen einzig und allein Sie selbst und Sie richten es nach Ihren ganz persönlichen Fähigkeiten ein. Wenn Sie einen Waldspaziergang machen, dann gehen Sie auch nicht nur 400 Meter spazieren, sondern 2000 Meter, 3000 Meter oder gar mehr. Genauso ist es beim Laufen. Sie geben sich beispielsweise zu Anfang eine Zeitvorgabe von 30 Minuten. Teilen Sie nun beim Laufen Ihr Tempo so ein, dass Sie 30 Minuten durchhalten. Auch wenn das für Sie bedeutet, dass Sie einen strammen Spaziergang machen. Dann gehen Sie eben zügig spazieren, aber halten so die 30 Minuten durch. Mit der Zeit werden Sie sich steigern und ein höheres Tempo gehen können. Die meisten machen den Fehler, dass sie zu schnell beginnen und nach ein bis zwei Runden aufgeben. Auf diese Weise kann man keine Ausdauer trainieren. Beginnen Sie entsprechend Ihren Fähigkeiten, es soll Ihnen Spaß machen.

Das Entscheidende dabei ist, ein absolut gleichmäßiges Tempo durchzuhalten. Nur wer seine Kräfte richtig einteilen kann zieht den größten Nutzen aus dieser Sportart. Wer dagegen ein falsches Anfangstempo wählt, hat seine Reserven recht bald aufgebraucht. Das Wichtigste ist der gleichbleibende Laufrhythmus. Wenn Sie dies beherzigen, auch wenn Sie dabei um die Bahn schleichen, werden Sie recht bald Erfolg haben. Gehen Sie zu Anfang nicht jeden Tag laufen, zwei- bis dreimal die Woche reicht vollkommen. Später können Sie Ihr Trainingspensum steigern.

Ebenso können Sie Rad fahren oder Schwimmen betreiben, wählen Sie zu Anfang immer eine Intensität die Sie auch durchhalten. Falscher Ehrgeiz ist hierbei nicht gefragt und führt nur dazu, dass Sie recht bald wieder mit Ihrem neuen Sport aufhören. Wenn Sie diese wichtigen Ratschläge jedoch beherzigen, dann werden Sie eines Tages an den Punkt kommen, an dem Sie aus lauter Freude am Laufen nicht mehr aufhören können.

Ausdauersportarten verbrennen Fett

Der Mensch besitzt zwei verschiedene Muskelarten, rote Muskelfasern und weiße Muskelfasern. Vor allem Ausdauersportler wie Langstreckenläufer besitzen überwiegend die roten Muskelfasern. Denn diese roten Fasern haben die Fähigkeit Sauerstoff zu speichern, mit dessen Hilfe sie Fettreserven zur Energiegewinnung verbrennen können. Dabei werden aus Fett und Sauerstoff die Abbauprodukte Kohlendioxid und Wasser gebildet.

Um Fett zu verbrennen, sollten daher Ausdauersportarten mit mittlerer Belastungsintensität gewählt werden. Wenn Sie dabei übertreiben und schnell außer Atem kommen, verbrennen Sie kein Fett. Laufen Sie langsam, aber halten Sie längere Strecken durch. Nur dann ist sichergestellt, dass Sie das Körperfett verbrennen.

Bewegung erhöht das Wohlbefinden

Mit der sportlichen Bewegung erhöhen Sie Ihr Wohlbefinden erheblich. Es ist bekannt, dass schweißtreibende Sportarten bestimmte Glückshormone im Organismus freisetzen. Das wohlige Gefühl nach einer harten Einheit beweist dies. Sie werden leistungsfähiger, stimmungsvoller und vitaler. Dies sind dann die optimalen Voraussetzungen, um Fett zu verbrennen.

Spaß und Freude an der Bewegung

Egal welche Sportart Sie betreiben, Spaß, Freude und auch Lachen gehören ebenso dazu wie Anstrengung und Einsatz. Jeder Kraftaufwand sollte noch Spaß beherbergen. Nur dann ist sichergestellt, dass Sie über Monate und Jahre hinweg Ihr Hobby betreiben. Ihre Motivation sollte die „Freude an der Bewegung" sein.

Bewegung und Molke

Nicht nur im Rahmen einer gesunden Lebensweise ist die Molke ideal, auch als Durstlöscher und Vitalstofflieferant gehört sie zu den ganz großen der Sportgetränke. Ein Sportgetränk muß bestimmten Anforderungen entsprechen. Neben Calcium, Magnesium und Vitaminen sollte es auch Nährstoffe wie Eiweiß und Kohlenhydrate enthalten. All diese Inhaltsstoffe müssen dabei in einer für den Organismus leicht verfügbaren Form vorliegen. In der Molke, genau wie beispielsweise im Apfelsaft, ist diese Anforderung gegeben. Durch den Milchzucker kann die Verwertung der Vitamine und der Mineralstoffe sogar noch verbessert einhergehen. Da die Molke in keinster Weise belastet und ihr eine entschlackende Wirkung zugeschrieben wird, ist sie in diesem Sinne das bestmögliche Getränk vor, nach und während der Belastung.
Beim Sport werden Fette verbrannt, Schlacken und Giftstoffe freigesetzt. Der Körper säubert sich sozusagen von innen heraus. Damit die Abbauprodukte des Fettgewebes nicht im Körper verbleiben, müssen sie heraus gespült werden. Dies geschieht mit Ihrem Molkengetränk. Der Regenerierung Ihres Körpers steht somit nichts mehr im Weg.

Tips für den Alltag und für den Sport
- Belasten Sie Ihren Körper vor dem Sport nicht mit einem schweren Essen. Ausgenommen Molke, diese können Sie bis zur Sportstunde trinken und überdies selbstverständlich auch als Durstlöscher und Vitalstofflieferant während der Körperertüchtigung nutzen.
- Achten Sie bitte äußerst sensibel auf Unbehagen, Gleichgewichtsstörungen oder Schmerzen. Wenn Sie sich zuviel zugemutet haben, dann machen Sie langsam. Sprechen Sie mit Ihrem Arzt über Ihren neuen Sport, er kann Sie hinsichtlich Ihrer körperlichen Belastungsfähigkeit untersuchen.
- Regelmäßige körperliche Aktivität ist Bedingung für eine signifikante Steigerung der Beweglichkeit, der Ausdauer und des Wohlgefühls. Das Ziel sollte es sein, mindestens dreimal in der Woche ein stärkeres Belastungsprogramm von mindestens 35 Minuten Dauer durchzuführen.
- Ideale Sportarten sind: Gymnastik, Wandern, strammes Spazierengehen, Jogging, Schwimmen, Rad fahren, Tanzen.

Der Lerneffekt

Die Gründe für Übergewichtigkeit sind meistens ganz individuell und verschieden. Jeder Übergewichtige sollte jedoch eine Sache beherzigen. Ich meine den Lerneffekt. Denn was bringen die besten Ergebnisse während einer Abnehmkur, wenn der Übergewichtige nach der Ge-

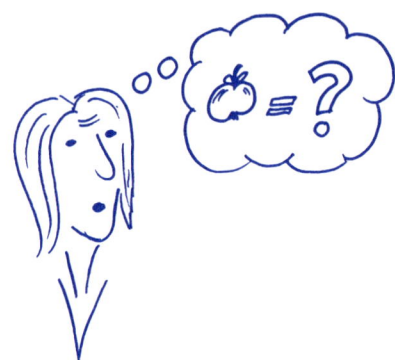

wichtsabnahme dieselben Fehler begeht wie davor. Damit meine ich nicht spezielle Nahrungsmittel die vermieden oder die bevorzugt werden sollten. Ich spreche von den Auswirkungen der Nahrungsmittel auf den Körper. Sie sollten lernen zu fühlen. Entwickeln Sie ein feines Gespür dafür, wie die Art der Nahrung und die Nahrungsmenge Ihren Körper beeinflusst.

In der Regel hat man feste Essgewohnheiten. Auch wenn die verzehrten Lebensmittel von Tag zu Tag verschieden sind, so wiederholen Sie sich doch in einem bestimmten Rhythmus. In meinem Elternhaus wird beispielsweise jeden Freitag ein Fischgericht aufgetischt, jeden Samstag gibt es frische selbstgemachte Vollkornbrötchen und sonntags Kuchen. Auch die Nudel-, Kartoffel- oder Reisgerichte wiederholen sich in einem, wenn auch unfreiwilligem, Gleichmaß.

Das Essen in den meisten Haushalten wird durch die Macht der Gewohnheit bestimmt. In dem einen Haushalt wiederholen sich die Speisen wochenweise, in dem anderen monatlich. Diese Essgewohnheiten geben einem das Gefühl der Geborgenheit und der Ruhe. Ein bestimmtes Ernährungsgleichmaß hat aber auch ein ganz spezifisches Körpergewicht zur Folge. Das heißt, Ihr Körpergewicht stellt sich exakt auf Ihre Ernährung ein und jedwede Änderung in diesem Gleichmaß zieht folglich auch eine Änderung in Ihrem Körpergewicht nach sich.

Wenn beispielsweise eine Person über Jahre hinweg zwei Stück Würfelzucker in die Tasse Kaffee zum Süßen gibt und diese Gewohnheit dahingehend ändert, dass nur noch mit einem Stück Würfelzucker gesüßt wird, so ändert sich auch unausbleiblich das Körpergewicht. Es senkt sich um einen bestimmten Wert, und dieses Gewicht wird nun solange gehalten, bis sich wiederum eine Gewohnheit in der Ernährung ändert.

Sie sollten Ihr Gefühl dahingehend entwickeln, dass Sie genau wissen, welches Körpergewicht Sie bei welcher Ernährung haben. Wenn Sie das schaffen, können Sie auf das Kalorienzählen oder das tägliche Wiegen verzichten. Denn sobald man die Auswirkungen der einzelnen Nahrungsmittel kennt, wird bewusster gegessen. Man kann dann direkt eine Korrelation der Esswaren mit dem Körpergewicht herstellen. Dies funktioniert übrigens nicht nur bezüglich des Körpergewichtes so, sondern auch in Bezug auf die Gesundheit oder das Aussehen. Mit Aussehen meine ich gesunde Haare, feste Fingernägel oder eine schöne glatte Haut.

Achten Sie deshalb nicht nur auf die Ernährung an sich, überprüfen Sie anhand Ihres Körpers welchen Einfluss Ihr Essverhalten auf diesen hat. Sie sollten daher gleichzeitig mit der Molke-Diät Ihr Bewusstsein auf diese Problematik hin stärken. Jetzt ist die beste Gelegenheit dazu, denn die Molke hat in der Regel verschiedentliche Auswirkungen zur Folge. Unter anderem eine rasche Gewichtsabnahme, ein bleibender Gewichtsverlust, eine straffe Haut und ein funktionierendes Magen- und Darmsystem.

Achten Sie darauf, was passiert wenn Sie täglich ein Glas Molke, zwei Gläser oder gar zwei Liter Molke trinken. Registrieren Sie die Auswirkungen wenn mehrere Gläser Molke viertelstündlich oder in stündlichen Abständen getrunken werden. Wenn Sie mit der Molke-Diät aufhören, achten Sie bitte auch wieder darauf was mit Ihrem Körper passiert.
Es kann sehr lange dauern bis Sie Ihr Bewusstsein dahingehend trainiert haben, dass Sie auf jedes verzehrte Lebensmittel die körperliche Auswirkung kennen. Versuchen Sie es, denn es wird sich lohnen.

Molke trinken in der Gruppe oder in der Familie

Mit dem Molkentrinken kommt eine neue Gewohnheit in Ihr Leben. Nicht nur Sie setzen sich mit der Molke auseinander, auch Ihre Bekannten, Arbeitskollegen oder die Familie machen sich darüber Gedanken. Es kann sein, dass Sie veralbert werden: „Schon wieder ein neues Diätgetränk". Seien Sie selbstbewusst und vertreten Sie Ihren Standpunkt. Molke ist kein Diätmittel sondern ein gesundes natürliches Getränk für eine dauerhaft schlanke Linie und für das ganze Leben. Versuchen Sie Freunde oder Bekannte, die mit den gleichen Problemen wie Sie kämpfen, ebenfalls für eine Molkenkur zu gewinnen. In der Gruppe ist einiges leichter, man kann Probleme diskutieren und Erfahrungen austauschen.

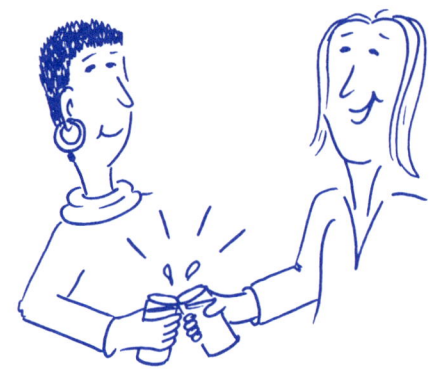

Vielleicht möchte Ihr Partner ebenfalls die Molke probieren oder er unterstützt Sie bei Ihrer Nahrungsumstellung. Wenn Sie in einem größeren Haushalt kochen, kann es oftmals schwierig sein, die Mahlzeiten für die Familienmitglieder mit der eigenen Molkenkost in Einklang zu bringen. Hier sind Sie auf Mithilfe angewiesen. Erzählen Sie Ihrem Partner, Ihren Kindern, was die Molke für Sie bedeutet und was Sie damit bezwecken.

Erfahrungsgemäß beteiligen sich die Familienmitglieder an dem neuen Ernährungsprogramm. Passen Sie deshalb auf, dass Sie selbst nicht plötzlich zu kurz kommen. Überdies ist es viel leichter neue Rezepte oder neue Ernährungsprogramme auszuprobieren, wenn die Familie weiß um was es geht und Ihnen den Rücken stärkt. Es wird Ihrer Familie sicherlich auch Spaß machen, etwas über eine gesunde Ernährung zu erfahren.

Suchen Sie sich neue Ziele

Setzen Sie sich neue Ziele. Damit meine ich nicht nur ein geringeres Körpergewicht oder eine kleinere Kleidergröße, sondern ein Ziel in einem anderen Bereich in Ihrem Leben. Erfahrungsgemäß ist es sehr schwer nur mit einem einzigen Ziel (das neue Körpergewicht) abzunehmen. Mit diesem neuen Körpergewicht gehen dann gleichzeitig eine neue Kleidergröße und ein besseres Aussehen einher. Aber diese drei „Größen" setzen die gleiche Motivation voraus. Wenn Sie seit Jahren mit Übergewicht zu kämpfen haben, sind Sie höchstwahrscheinlich Motivationsmüde.

Gleichfalls verbindet man mit der positiven Motivation „niedriges Körpergewicht" auch negative Empfindungen wie Hunger, Verzicht und Entsagung. Die negativen und positiven Empfindungen stehen sich bei der Gewichtsabnahme gegenseitig im Wege. Jeder der nur auf Gewichtsabnahme programmiert ist, verbindet damit immer einen beschwerlichen Weg.

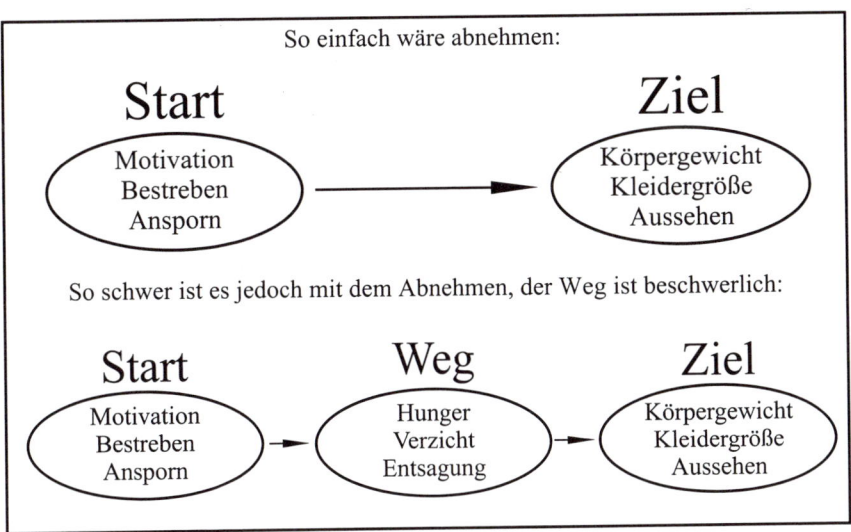

Es gilt nun, die negativen Eindrücke der Gewichtsreduktion zu umgehen beziehungsweise auszuschalten. Mit der Molke und der damit verbundenen gesunden Ernährung fangen Sie an. Denn eine vollwertige, ballaststoffreiche Molkenkost bedingt eine schlanke Linie ohne Verzicht und Entsagung.

Darüber hinaus erreichen Sie Ihr Wunschgewicht mit neu formulierten Zielen. Nehmen wir beispielsweise einen Hochleistungssportler der Ausdauersport wie Laufen, Skilanglauf oder Schwimmen betreibt. Ich wähle dieses Extrembeispiel, um die Überlegungen dieses Kapitels leichter zu verdeutlichen. Ein Hochleistungssportler hat das Ziel, seine persönliche sportliche Leistung zu steigern und an seine Leistungsgrenze zu gehen. Diesen Zielen, die ihn ausschließlich positiv motivieren, ordnet er alles unter. Der Hochleistungssportler schwankt nicht zwischen der Schokolade oder dem Salat und er überlegt nicht ob er jetzt ein Bier oder ein Glas Apfelsaft trinkt. Er greift ohne zu überlegen zum Salat oder zum Apfelsaft. Dies hat für ihn nicht die Bedeutung von Verzicht oder von Entsagung. Sein Unterbewusstsein steuert ihn und er isst den Salat und trinkt den Apfelsaft mit Freude. Dieser Sportler hat keine Gewichtsprobleme, er denkt nicht darüber nach, wie er abnehmen könnte oder ob er mit einer schmaleren Taille besser aussieht. Er hat automatisch eine gute Figur. Er hat sein Idealgewicht also nicht aufgrund seiner sportlichen Betätigung, sondern weil sein Unterbewusstsein seine Ernährungsgewohnheiten steuert.

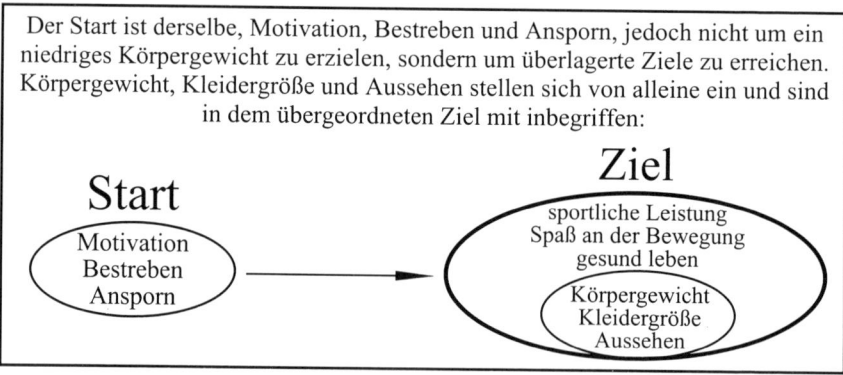

Der Start ist derselbe, Motivation, Bestreben und Ansporn, jedoch nicht um ein niedriges Körpergewicht zu erzielen, sondern um überlagerte Ziele zu erreichen. Körpergewicht, Kleidergröße und Aussehen stellen sich von alleine ein und sind in dem übergeordneten Ziel mit inbegriffen:

Im vorstehenden Schaubild sind einige Ziele genannt. Formulieren Sie Ihre eigenen Ziele. Sie möchten sich vielleicht einfach wieder bewegen, spazieren gehen, schwimmen, rennen, einfach aus Freude an der Bewegung. Übergewichtige Personen sind oft auch schwerfällig und haben an der Bewegung keinen Spaß mehr. Hier kann das Ziel lauten, Freude und Spaß wieder zu gewinnen. Überlegen Sie, ob Sie vielleicht Wandern, Bergsteigen oder Rad fahren möchten. Setzen Sie sich Ziele die Sie auch erreichen können. Wenn Sie sich vornehmen, jeden Sonntag zwei bis drei Stunden zu wandern und auch Spaß und Freude an der Bewegung finden, so werden Sie sich auch vernünftiger ernähren. Sie könnten in den Fitnesscenter oder in das Aerobic gehen. Sie könnten Abenteuer bestehen, Länder bereisen oder sich neue Hobbys zulegen.

Schreiben Sie Ihre eigenen Ziele auf und haben Sie Spaß und Freude auf dem Weg zu Ihren neuen Zielen.

Meine neuen eigenen Ziele:

Wohlbefinden gehört zur Molke-Diät

Tun Sie etwas für Ihre Entspannung

Neben der Änderung Ihres Ernährungsverhaltens und der Einführung eines Bewegungsprogramms sollten Sie auch etwas für die Entspannung tun.

Wie sieht Ihr Alltag aus? Gönnen Sie sich selbst ein paar Stunden der Muße? Sie tun mittlerweile soviel gegen Ihr Übergewicht, da sollte auch Zeit zum entspannen sein. Überlegen Sie sich, was Sie in Ihrer Freizeit noch tun möchten, werden Sie aktiv. Sie haben jetzt die Möglichkeit Ihr Leben attraktiver zu gestalten.

Freizeit

Gehen Sie ins Kino, ins Theater, in ein Musical oder lesen Sie mal in aller Ruhe ein Buch. Nicht nur das Wunschgewicht sollte die Lebensqualität verbessern, auch Freizeitgestaltungen erfüllen das Leben. Seien Sie in diesem Punkt ganz eigen und vor allem selbstbewusst und machen Sie das, was Sie persönlich möchten. Wenn Sie in Ihrer Freizeit aktiv sind, kommen Sie nicht in die Verlegenheit zu essen. Bei allen Aktivitäten sollten Sie jedoch Spaß verspüren und achten Sie auf einen ausreichenden Schlaf zur Erholung.

Gönnen Sie sich Pflege

Pflegen Sie sich, so stärken Sie auch Ihr Selbstbewusstsein. Eifern Sie jedoch nicht den gängigen Schönheitsidealen nach. Diese Idole werden nur kreiert um Kosmetik, Kleidung und Frauenmagazine zu verkaufen. Werden Sie sich Ihrer eigenen Schönheit bewusst und stellen Sie diese heraus. Schönheit kommt vor allem von innen. Zeigen Sie Ihr strahlendes Wesen, dann erfüllen Sie ganz gewiss die Grundvoraussetzung für Schönheit.
Sich zu pflegen und sich schön zu machen gibt nicht nur dem äußeren einen ganz besonderen Glanz, es dient auch der Pflege der Seele.

Mit Milch und Molke kann man sich auch äußerlich pflegen. Unzählige Reinigungs-, Aufbau- und Schutzstoffe sind in der Milch und der Molke enthalten. Die im Milchserum enthaltenen Vitamine, Antioxidantien und Milchsäuremoleküle werden für diese Wirkungen verantwortlich gezeichnet. Der Molke wird eine positive Wirkung bei Hautkrankheiten zugeschrieben. Viele Kosmetikanbieter haben inzwischen Molkenpräparate in Ihr Pflegeprogramm integriert. Die große Anzahl zufriedener Kunden spricht für sich. Kosmetik, Pflege und Molke ist mittlerweile untrennbar miteinander verbunden.

Entspannungsübungen

Seien Sie mal ganz Sie selbst und entspannen Sie sich. Haben Sie sich schon mal Gedanken darüber gemacht, wie oft oder wie lange Sie tagsüber unter Spannung stehen und wie lange Sie tatsächlich entspannt sind? Sie sind vielleicht berufstätig und versorgen zudem noch einen Haushalt, wieviel Minuten oder gar nur Sekunden können Sie abschalten? Ich meine wirklich abschalten, an nichts mehr denken müssen, die Muskeln lockern.

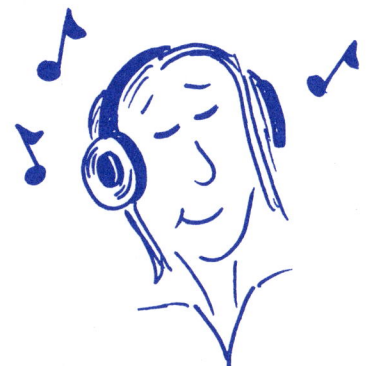

Der Mensch ist ständig gefordert. Physische und psychische Unter- und Überforderung, Dauerkonflikte, Entscheidungskonflikte bestimmen den Alltag. Stress ist die Folge. Dabei kann der Stress auch zu Übergewicht führen.

Um diesem zu entgehen, sollten Sie tagtäglich bewusst entspannen. Wechseln Sie einfach mal, beispielsweise während Ihrer beruflichen Arbeit, von einer Spannungsphase in eine Entspannungsphase. Sie sollten dabei das Gefühl haben, das keine Last auf Ihren Schultern liegt, Sie sind absolut ruhig und entspannt, nichts kann Sie in diesem Moment stören. Die jeweilige Tätigkeit kurz zuvor sollte im Hintergrund stehen und keinen Raum in Ihren Gedanken einnehmen.

Es gibt verschiedene Methoden, um in den Entspannungszustand zu wechseln. Hypnose, entspannende Musik, autogenes Training, Meditation und Atmungsmethoden möchte ich hier anführen. Versuchen Sie es und schalten Sie öfter mal ab.

Molke – Jetzt geht's los

Sie möchten abnehmen? Warum gehen Sie nicht den einfachsten, wirkungsvollsten Weg und essen nichts mehr? Eine derartige Ernährungsweise nennt man Nulldiät oder Fasten. Während die Nulldiät einen absoluten Nahrungsverzicht darstellt, werden beim Fasten oder Heilfasten täglich zumindest eine Gemüsebrühe und zusätzlich Gemüse- oder Fruchtsäfte eingenommen.

Beide Formen der Gewichtsabnahme beeinflussen sehr tiefgehend den Stoffwechsel und sollten daher nur in speziellen Kliniken oder unter täglicher ärztlicher Aufsicht durchgeführt werden. Der Organismus greift beim Fasten oder bei der Nulldiät sehr stark die körpereigenen Reserven an. Es entstehen während der Fastenzeit immense Abbauprodukte, die Niere und Leber stark belasten. Vereinzelt sprechen Fastende von Schwindelgefühl, Schweißausbrüchen oder Blutdruckschwankungen. Aus diesem Grund ist das konventionelle Fasten verpönt und vielfach geht man deshalb zu einem abgewandelten Fasten über. Gerade das Molkenfasten hat sich als ideal herausgestellt. Da mit der leicht verdaulichen Molke dem Organismus ein hochwertiges Eiweiß angeboten wird, muss nicht in der dramatischen Weise wie es beim totalen Fasten der Fall ist, auf die körpereigenen Reserven zurückgegriffen werden. Der Mensch fastet mit der Molke somit äußerst schonend.

Die Molke-Diät ist die ausgereifte Weiterentwicklung des Molkenfastens. Nicht jeder hat die Zeit und Muße für das Molkenfasten. Gerade für berufstätige ist die Lünn-Molke-Diät eine sehr gute Möglichkeit Gewicht abzubauen.

Bevor ich Ihnen die Diät ausführlich darstelle, möchte Ich, dass Sie sich nochmals des vorherigen großen Kapitels „Der Weg zum Erfolg", nachfolgend plastisch dargestellt, besinnen. Wenn Sie die Ratschläge beherzigen, kommen Sie mit der Molke Schritt für Schritt Ihrem Ziel näher.

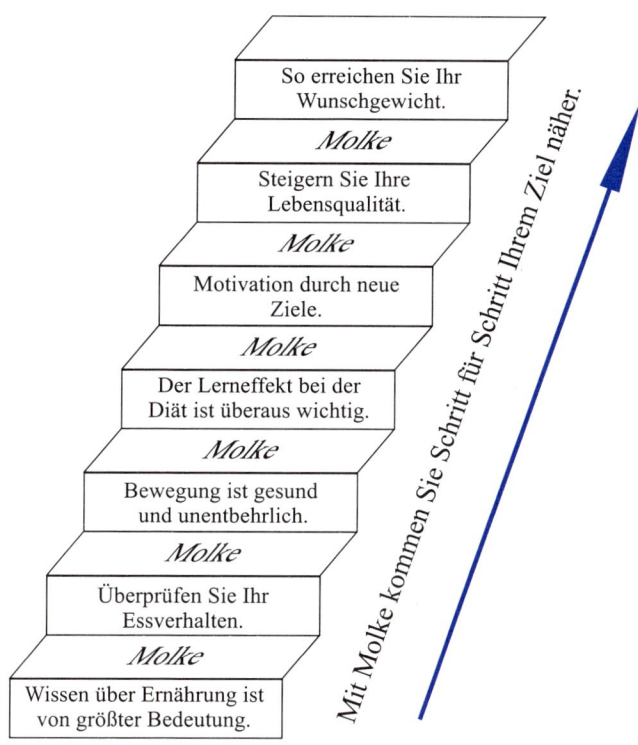

Ursache für Übergewicht ergründen

Bevor Sie mit dieser Diät beginnen sollten Sie vorab ergründen, wo die Ursache für Ihr Übergewicht liegt. Ganz nach diesem Ergebnis richtet sich der Umfang der Lünn-Molke-Diät.

In den vorherigen Kapiteln haben Sie etwas über Süßhunger, Stressesser und falsche Ernährung gelesen. Ernähren Sie sich überwiegend gesund, neigen jedoch zwischen den Mahlzeiten zu Süßigkeiten, dann benutzen Sie die Molke als Süßigkeitenersatz. Gehen Sie so vor wie im Kapitel „Molke – der Süßigkeitenersatz Nr. 1" beschrieben. Ernähren Sie sich dagegen falsch und wollen Sie sehr rasch Ihr Gewicht reduzieren dann können Sie anhand des nachfolgenden Diätplans Ihr Wunschgewicht erreichen.

Mein Versprechen

Beginnen Sie schon in diesem Moment Ihr Abnehmprogramm und tragen Sie in den nachstehenden Kasten ein, was für Sie von größter Bedeutung während der Lünn-Molke-Diät ist. Sie wollen beispielsweise zur Molke-Diät regelmäßig dreimal in der Woche Sport treiben. Dann tragen Sie bitte handschriftlich Ihr eigenes Versprechen ein. Oder Sie möchten bestimmte Süßigkeiten gar nicht mehr essen beziehungsweise zumindest reduzieren. Anstatt fünf Tafel Schokolade in der Woche versprechen Sie sich, nur noch höchstens zwei Tafel Schokolade wöchentlich zu essen. Hier machen Sie den ersten Schritt zu Ihrer Wunschfigur.

Sie können natürlich auch mehrere für Sie bedeutungsvolle Punkte eintragen. Blättern Sie in den nächsten Wochen immer wieder diese Seite auf und erinnern Sie sich an Ihr eigenes Versprechen.

Was ist für mich überaus wichtig und welche Empfehlungen möchte ich beherzigen und auch befolgen:

Was tun bei Heißhunger?

Wenn Sie im vorstehenden Kapitel gerade eingetragen haben, dass Sie dem zwischendurch naschen widerstehen möchten, so kann ich Ihnen hierzu gleich wertvolle Tips geben. Zum einen sollten Sie, wie schon angeführt, anstatt der Süßigkeit ein Glas Molke trinken. Als zusätzlich sehr wirksames Mittel, um dem Süßhunger widerstehen zu können, habe ich folgendes Ablenkungsprogramm entwickelt. Sobald das Verlangen nach Süßigkeiten aufkommt, sollten Sie einen der nachfolgenden Tips beherzigen:

- Besorgen Sie sich einen kleinen Gummiball, den Sie problemlos mit einer Hand umfassen können. Sobald Sie Hunger verspüren nehmen Sie dieses Bällchen in die Hand und kneten es kräftig durch. Danach können Sie ein Glas Molke trinken.
- Ebenso können Sie Akupressurringe in der Hand kneten.
- Nehmen Sie das altbewährte Jo-Jo in die Hand, und versuchen Sie eine Minute damit zu spielen. Mit der Zeit werden Sie immer besser.
- Sehr beliebt sind auch Qigong Kugeln. Sie trainieren nicht nur die Fingerfertigkeit, der gesamte Organismus wird über die Handfläche positiv beeinflusst.
- Besorgen Sie sich eine Sparbüchse. Werfen Sie jedesmal, wenn Sie ein Glas Molke trinken anstatt in eine Süßigkeit zu beißen, 50 Pfennige ein. Wenn Sie eisern Ihre Molke getrunken haben, können Sie sich nach vier Wochen mit dem Geld etwas Schönes kaufen.

All diese Spielchen sollen Sie vom Süßhunger ablenken und Ihnen beim Durchsetzen Ihrer Willensstärke helfen. Probieren Sie es einmal aus, es hilft tatsächlich.

Die Lünn-Molke-Diät

Die nachfolgende von mir erarbeitete Molke-Diät ist ein vielfach bewährtes und durchdachtes Programm zum raschen Fettabbau. Dadurch, dass Sie die Molke auch nach der Diät trinken können, liegt es ganz in Ihrer Hand, den gefürchteten Jo-Jo-Effekt vollständig zu unterdrücken und Ihr neugewonnenes Wunschgewicht zu behalten.

Eiweiß, Kohlenhydrate und Fett sind so aufeinander abgestimmt, dass der Organismus genügend Nährstoffe erhält, um zum einen

Fett abzubauen und zum anderen die proteinhaltige Körpersubstanz zu schonen. Das Fett wird in relativ kleinen Mengen zugeführt, da der Organismus nur dann seine eigenen Fettreserven abbaut. Zugleich nehmen Sie soviel Kohlenhydrate auf, dass Ihr Organismus immer auf Hochtouren läuft.

Die wichtigsten Elemente der Molke-Diät

Wenn Sie den nachfolgend aufgeführten Diätplan nicht exakt durchführen wollen, so möchte ich Ihnen dennoch hier die wichtigsten Elemente der Molke-Diät erklären und darstellen.

- Molke trinken Sie nach belieben, wobei sich täglich sechs bis neun Gläser Molke bewährt haben. Dies entspricht ca. ein bis zwei Liter Molke.
- Essen Sie täglich mindestens 300 - 400 Gramm Obst. Das entspricht mindestens zwei Stück Obst. Diese Menge sollten Sie mindestens essen, darüber hinaus können Sie natürlich noch mehr Obst zu sich nehmen.
- Nehmen Sie täglich zu Mittag mindestens 200 g Gemüse oder eine Gemüsesuppe zu sich. Gleich was Sie danach noch essen, das Gemüse ist ungemein wichtig. Wenn Sie berufstätig sind sollten Sie am Abend zuvor das Gemüse vorbereiten.
- Essen Sie täglich eine Portion Kartoffel. Zur Abwechslung auch mal Naturreis.
- Versuchen Sie salzarm zu essen, würzen Sie statt dessen mit Kräuter oder beispielsweise mit Zitronensaft. Zitronensaft fördert übrigens auch die Verdauung.

Dies sind die Eckpunkte der Lünn-Molke-Diät. Ich werde Ihnen keine Lebensmittel oder Süßigkeiten verbieten, jedoch empfehle ich, bestimmte Naturalien zu sich zu nehmen. Durch dieses Verfahren werden Sie automatisch weniger Dickmacher essen. Achten Sie darauf, dass Sie die Vorräte für den nächsten Tag schon am Abend zuvor zurecht legen. Denn geplantes Essen verhindert Zwischendurch-Essen.

Käse möglichst vermeiden

Sie finden im Diät-Plan fast keinen Käse. Statt dessen sollten Sie Quark in allen Variationen genießen. Käse enthält sehr viel Salz und bindet daher Wasser im Körper. Der Quark unterstützt hingegen die Arbeit der Molke da er salzarm ist. Nicht nur während der Diät, auch danach sollten Sie Quark dem Käse vorziehen. Sein Eiweiß ist biologisch hochwertiger und Magerquark enthält nahezu kein Fett.

Um es nochmals zu verdeutlichen: Quark unterstützt die Entwässerung des Körpers, wohingegen der Käse Wasser im Körper bindet. Die Entwässerung beim Fettabbau ist von größter Bedeutung. Denn nur wer überschüssiges Gewebswasser bei der Gewichtsabnahme ausschleust kann optimal abnehmen. Beim Fettabbau entstehen Stoffwechselprodukte. Diese können sich im ungünstigsten Fall im Bindegewebe festsetzen. Nur bei einer Entschlackung können diese Abfallprodukte aus dem Bindegewebe entfernt werden.

Reich an ungesättigten Fetten

Die Lebensmittel in der Lünn-Diät-Kost sind allesamt leicht verdaulich. Auf Butter, Margarine oder Streichfette wurde weitestgehend verzichtet. Statt dessen sind die einzelnen Mahlzeiten bewusst mit ungesättigten Fetten angereichert. Sonnenblumenkerne, Kürbiskerne oder kaltgepresste Öle werden hierfür verwendet. Durch die ungesättigten Fette kann körpereigenes Fett noch besser mobilisiert werden. Denn nur mobilisiertes Fett kann auch verbrannt werden.

Streuen Sie doch mal Sonnenblumenkerne auf Ihr Brötchen, anstatt es mit Butter zu bestreuen. Sie müssen zwar länger kauen aber den cremigen, buttrigen Geschmack erhalten sie aus den Kernen ebenfalls. Auch in Ihrer normalen Ernährung können diese Kerne eine Alternative für den Butteraufstrich sein.

Hoher Ballaststoffanteil

Ebenso wurde darauf geachtet, dass genügend Ballaststoffe aufgenommen werden. Neben einer geregelten Darmtätigkeit sind diese Stoffe für eine optimal ablaufende Fett- und Kohlenhydratverdauung sehr wichtig. Ballaststoffe sind überwiegend in Gemüse und in Obst vorhanden. Zusätzlich dienen Leinsamen oder Leinsamenkeimlinge sowie Weizenkleie als ideale Ballaststofflieferanten.

1050 kcal

Wenn Sie sich ziemlich genau an den Diätplan halten, nehmen Sie zusätzlich zur Molke durchschnittlich 1050 kcal pro Tag ein. Der Plan dient jedoch nur als Vorgabe, Sie können ihn sehr variabel gestalten. Allgemein sind solche Diätpläne nur als Vorgabe zu sehen. Jede Person hat ein individuelles Idealgewicht, einen individuellen Stoffwechsel und ganz persönliche Lebensumstände. Man kann daher nicht einen Diätplan entwickeln und ihn für allgemeingültig erklären. Halten Sie sich an die Grundnahrungsmittel, die angegeben sind. Essen Sie mehr Gemüse wenn Sie möchten, trinken Sie mehr Molke, essen Sie eventuell weniger Quark oder etwas weniger Fleisch. Richten Sie diesen Plan auf Ihre Bedürfnisse ein. Aber ganz egal was Sie tun, überprüfen Sie wie gut es Ihnen tut. Was und wie Sie überprüfen sollen, lehrt Ihnen das folgende Kapitel.

Überprüfen und lernen

Zusätzlich zu den Rezepten wurde für jeden Tag eine Protokolltabelle (nachstehend Beispieltabelle) entwickelt. Wenn Sie Ihre Molke-Diät beginnen, dann führen Sie bitte ein Ernährungs- und Verhaltensprotokoll. Sehen Sie dies bitte nicht als pure Kontrolle an. Es dient dazu, dass Sie aus Ihrer Ernährung und beispielsweise Ihrem Bewegungsverhalten lernen und daraus neue Erkenntnisse ziehen.

Beispieltabelle:

Datum: Gewicht:	**Molke**	Obst	Gemüse/ Gemüsesuppe	Ernährung
Frühstück	200 ml Molke 3	**1 Apfel**		√
Zwischenmahlzeit	200 ml Molke	**1 Birne**		√
Mittagessen	200 ml Molke		√	√
Zwischenmahlzeit	200 ml Molke 4			√
Abendessen	200 ml Molke		√	√
Abendsnack	200 ml Molke			

Bewegungsbewertung: **30 Minuten laufen**

Molke - positive Einflüsse: **guter Stuhlgang**

Sonstiges:

Sie müssen natürlich nicht unbedingt mit dieser Tabelle arbeiten. Sie ist aber von größtem Nutzen, probieren Sie es einfach einmal. Neben dem Datum können Sie jeden Tag oder auch nur einmal in der Woche Ihr Körpergewicht eintragen. Dazu wiegen Sie sich bitte immer zur selben Zeit, beispielsweise morgens nach dem Aufstehen.

Tragen Sie bitte in die Spalten „Molke", „Obst" und „Gemüse" wie im obigen Beispiel angegeben die jeweiligen Verzehrmengen ein. In der Spalte „Gemüse/ Gemüsesuppe" können Sie den Gemüseverzehr einfach abhaken. In der Spalte „Ernährung" tragen Sie bitte ein, ob Sie sich vernünftig und gesund ernährt haben oder ob nicht doch beispielsweise eine Tafel Schokolade verzehrt wurde. In der Zeile „Bewegungsbewertung" können Sie eintragen, ob Sie sich an diesem Tag sportlich betätigt haben. Die Zeile „Molke – positive Einflüsse" benutzen Sie bitte, um Ihr ganz persönliches Empfinden auszudrücken. Hierzu habe ich Ihnen nachstehend einige Beispiele aufgeführt. In der Zeile „Sonstiges" vermerken Sie bitte all das, was für Sie sonst noch wichtig ist.

Molke - positive Einflüsse:

- Ich habe das Gefühl zu entschlacken.
- Hatte heute kein Sodbrennen.
- Hatte heute keinen Tiefpunkt, war jederzeit aufgeweckt.
- Hatte einen sehr guten Stuhlgang.
- Habe fast nur Molke getrunken, dennoch keinen Hunger.
- Habe mich vital gefühlt, trotz weniger Nahrung.
- Ich fühle mich einfach leichter.
- Mein Gewicht sinkt und mein Bauch strafft sich.
- Hatte keine Verdauungsprobleme, konnte unbeschwert im Büro arbeiten.
- Dank der Molke kann ich auf Süßigkeiten verzichten.
- Mit meinem neuen Gewicht bin ich viel selbstbewusster.
- Habe kein Völlegefühl und auch keine Verstopfung.
- Mein Mann trinkt nun auch Molke, anfangs war er skeptisch.
- Habe vor der Gymnastik ein Glas Molke getrunken, war danach vitaler.
- Ich habe das gute Gefühl, dass die Pfunde schwinden.
- Meine Kinder decken jetzt ihren Calciumbedarf über die Molke.
- Ich bin einfach leistungsfähiger.

Anhand der Tabellen können Sie selbst sehen woran es mangelt. Essen Sie täglich Obst und Gemüse oder treiben Sie beispielsweise dreimal in der Woche Sport? Wenn Sie auf diese Weise die erste Woche ausgefüllt haben, können Sie Fehler erkennen, daraus lernen und versuchen, es in der darauffolgenden Woche besser zu machen.

Dauer der Lünn-Molke-Diät

Die Tagespläne sind auf drei Wochen ausgelegt. Sie sollten während der gesamten Dauer der Molke-Diät die Tagestabellen ausfüllen. Damit erleichtern Sie sich Ihre Ernährungsumstellung. Denn Sie sollten die wichtigsten Elemente der Lünn-Molke-Diät auch weiterhin übernehmen. Damit meine ich Obst, Gemüse und Molke in ausreichenden Mengen zu verzehren. Sie können die Diät natürlich auch auf zwei oder eine Woche verkürzen. Sehen Sie diese Molke-Diät als Einstieg in ein bewussteres Ernährungsverhalten an.

Nach der Lünn-Molke-Diät können Sie mehr Kohlenhydrate und mehr Fett konsumieren. Der Eiweißgehalt der Nahrung sollte sich nicht besonders verändern, denn dieser sollte immer gleich bleiben, egal ob Sie eine Diät machen oder ob Sie sich normal ernähren. Generell sollten 1 Gramm Eiweiß pro Kilogramm Normalgewicht verzehrt werden. Ausnahmen bilden Fastenkuren oder Entschlackungstage.

Die Kohlenhydratzufuhr sollten Sie vor allem mittels Getreide, Getreideerzeugnissen, Kartoffeln oder Reis steigern. Anstatt Magerquark können Sie nun Speisequark mit 20 % Fett i. Tr. zu sich nehmen. Ansonsten sollten Sie den Fettanteil in der Nahrung mit Nüssen oder beispielsweise hochwertigen Pflanzenölen erhöhen. Innerhalb einer normalen leichten Kost sollten pro Kilogramm Normalgewicht 1 Gramm Fett verzehrt werden.

Trinken Sie die Molke weiterhin regelmäßig. Die Menge richtet sich ganz nach Ihrem persönlichen Bedürfnis. Wenn Sie die wichtigsten Elemente der Lünn-Molke-Diät zu Ihrer Gewohnheit machen, steht Ihrem Idealgewicht nichts mehr im Weg.

Für handschriftliche Notizen

Tagespläne zur Lünn-Molke-Diät

Allgemeine Anmerkungen

I: Zubereitung der Keimlinge

Keimlinge stecken voller Vitamine und Vitalstoffe. Sie passen in beliebiger Menge zu Müslimischungen und Salaten. Getreidekeimlinge können problemlos selbst gemacht werden. Falls Sie kein Keimgerät zur Verfügung haben, gehen Sie wie nachfolgend beschrieben vor. Geben Sie die gewünschte Menge Getreidekörner in ein Einmachglas und bedecken Sie diese mit Wasser. Das Glas wird mit Gaze und einem Gummiband verschlossen. Lassen Sie die Körner mindestens 11 Stunden quellen. Das Wasser wird dann abgegossen und das Einmachglas mit der Öffnung nach unten schräg gestellt, damit das Wasser abfließen kann. Die Körner sollten alle 8 Stunden mit frischem Wasser gespült werden. Nach drei Tagen sind die Getreidekeimlinge reif.

II: Selbstgemachte Gemüsebrühe

Während der Molke-Diät wird täglich eine Gemüsebrühe benötigt. Sie brauchen verschiedene Sorten Gemüse. Ideal sind beispielsweise Möhren, Sellerie, Lauch, Brokkoli, Blumenkohl, Kartoffeln, Schalotten, Erbsen oder Fenchel. Verwenden Sie verschiedene Kräuter Ihrer Wahl, wie Petersilie, Liebstöckel, Pfeffer oder Majoran.
Das Gemüse waschen, klein schneiden und in einem Liter kalten Wasser bei schwacher Hitze langsam zum Kochen bringen. Kräuter dazu geben. Zwanzig Minuten köcheln, und dann durch ein feines Sieb gießen. Die Brühe portionsweise einfrieren oder kurzfristig (zwei Tage) verschlossen im Kühlschrank aufbewahren.
Falls Sie Instant-Gemüsebrühen verwenden, dann bitte nur salzlose Gemüsebrühwürfel oder Brühkonzentrate. Diese nach Packungsvorschrift zubereiten.

91

III: Müsli-Mischung

Besorgen Sie sich geeignete zuckerfreie Müsli-Mischungen oder mischen Sie sich eine größere Menge Müsli aus verschiedenen Zutaten selbst. Während der Lünn-Molke-Diät kann, wer es gerne mag, tagtäglich ein Müsli zum Frühstück verzehrt werden.

IV: Mengenangaben

Alle Rezepte sind für eine Person zur Gewichtsreduktion berechnet. Für die normale Küche berechnen Sie bitte das eineinhalb- bis zweifache der angegebenen Mengen pro Person.
Die Mengenangaben dienen der exakten Nährwertberechnung. Sie können natürlich Ihre Mahlzeiten variabel gestalten. Statt 125 g Banane nehmen Sie eine kleine Banane, statt 200 g Kartoffeln nehmen Sie je nach Größe 2 oder 3 Kartoffeln.
Neben der Vorratsliste unter Punkt VIII ist für jeden Tag eine Einkaufsliste für die frischen Zutaten aufgeführt.

V: Mittagessen und Abendessen

Mittag- und Abendessen sind generell austauschbar. Wenn Sie berufstätig sind, wählen Sie das Menü, welches Sie am besten mit zur Arbeit nehmen können.

VI: Butter- oder Margarineersatz

Bestreuen Sie Ihre Brötchen oder Ihre Brotscheibe mit Sonnenblumenkerne. Diese ersetzen die Butter oder die Margarine. Kauen Sie das Brötchen mit den Kernen langsam, dann spüren Sie das aromatische Öl der Sonnenblumenkerne.

VII: Getränke

Trinken Sie tagsüber 1½ bis 2½ Liter Molke. Zusätzlich sollte der Flüssigkeitsbedarf mit Mineralwässern, Früchte- oder Kräutertees gedeckt werden.

VIII: Vorratsliste

Die nachfolgend aufgeführten Zutaten sollten Sie vorrätig haben. Die Einkaufsliste an den einzelnen Diättagen gibt nur die Zutaten an, die nicht in der Vorratsliste enthalten sind oder die frisch zubereitet werden müssen.

Äpfel	Dill	Kokosraspeln
getr. Aprikosen	Kresse	Kürbiskerne
Bananen	Oregano	Leinsamen
Zitronen	Petersilie	gehackte Mandeln
	Rosmarin	Pinienkerne
fettarmer Joghurt	Schnittlauch	Sonnenblumenkerne
Magerquark	Knoblauch	Weizenkleie
	Zwiebel	
Haferflocken		Ahornsirup
Kartoffeln	Currypulver	Honig
Natur-Reis	Muskatnuss	Essig
Müslimischung	Paprikapulver	Öl
Vollkornnudeln	Pfeffer	Senf
	Thymian	
Gemüsebrühe	Zimt	
Meerrettich		
Tomaten		
Tomatenmark		

1. Tag – Lünn-Molke-Diät

Frühstück:
Müsli aus Roggen- und Sonnenblumenkeimlingen

4 Eßl. (35 g) Roggenkeimlinge, 2 Eßl. (10 g) Sonnenblumenkeimlinge, 60 g Joghurt (fettarm), 2 Eßl. (20 g) Leinsamen, 1 Teel. (5 g) Ahornsirup, 150 g Beeren (frisch oder TK), 1 Teel. (5 g) Kürbiskerne
Die Keimlinge waschen und mit dem Joghurt, dem Leinsamen sowie dem Ahornsirup vermischen. Die Beeren unterrühren und das Ganze mit den Kürbiskernen garnieren. Dazu Molke oder Tee. Statt Keimlingen kann auch die Müslimischung verwendet werden.

Zwischenmahlzeit 1:

Molke, 200 g Banane

Mittagessen:
Frische Gemüse-Suppe mit Reiseinlage

200 ml Gemüsebrühe, 200 g Gemüse (Sellerie, Lauch, Brokkoli)
Sellerie würfeln, Lauch in feine Scheiben schneiden, Brokkoli in Röschen teilen und Gemüse in etwas Brühe bissfest dünsten. Mit der restlichen Brühe erhitzen. Mit frischen Kräutern verfeinern.

Gefüllte Tomaten mit pikanter Quarkzubereitung

200 g Tomaten, 50 g Magerquark, gehackte Petersilie, Schnittlauch, Meerrettich, Senf
Stielansatz der Tomaten entfernen und Fruchtfleisch herauslösen. Das Fruchtfleisch mit dem Quark und den restlichen Zutaten vermischen. Die Mischung mit Paprika und Kräutern abschmecken und in die Tomaten füllen.

Zwischenmahlzeit 2:
Quarkspeise mit Beeren und Vollkornbrötchen

50 g Quark, 100 g Beeren (frisch oder TK), Vollkornbrötchen, 1 Eßl. (5 g) Sonnenblumenkerne

Quark mit einem Teil der Beeren vermischen, mit den restlichen Beeren garnieren. Vollkornbrötchen mit Sonnenblumenkernen bestreuen.

Abendessen:
Kartoffelpüree und Blattsalat

200 g Kartoffeln, 30 ml Gemüsebrühe, 50 g Blattsalat, 10 g fettarmer Joghurt, Essig, 3 g Öl, Kräuter
Kartoffeln in der Schale garen, schälen und noch heiß pürieren. Mit der erhitzten Gemüsebrühe glattrühren. Dazu Blattsalat mit Sauce aus Joghurt, Essig, Öl und Kräutern.

Nährwertangaben, berechnet ohne Molke:
Eiweiß = 47 g, Kohlenhydrate = 122 g, Fett = 27 g, Ballaststoffe = 38 g, Brennwert = 919 kcal/3851 kJ

Einkaufsliste / frische Zutaten:
Roggenkeimlinge, Sonnenblumenkeimlinge, 250 g Beeren (frisch oder TK), 200 g Gemüse, Vollkornbrötchen, 50 g Blattsalat

Datum: Gewicht:	**Molke**	Obst	Gemüse/ Gemüsesuppe	Ernährung
Frühstück	200 ml Molke			
Zwischenmahlzeit	200 ml Molke			
Mittagessen	200 ml Molke			
Zwischenmahlzeit	200 ml Molke			
Abendessen	200 ml Molke			
Abendsnack	200 ml Molke			
Bewegungsbewertung:				
Molke - positive Einflüsse:				
Sonstiges:				

2. Tag – Lünn-Molke-Diät

Frühstück:
Quark-Kräuter-Brot

1 Scheibe (60 g) Vollkornbrot, 30 g Magerquark, feingeschnittene Kresse, Petersilie, Paprikapulver, Kräuter aller Art
Magerquark mit Kresse und Petersilie vermengen und mit Paprikapulver und Kräutern abschmecken.

Zwischenmahlzeit 1:
Rohkostteller mit Kräuterdip

150 g Rohkost (Paprika, Karotten, Gurke), 20 g Quark, Kräuter
Gemüse in Stifte schneiden, dazu Dip aus Quark und Kräutern.

Mittagessen:
Putenbrustsalat (ideal zum mitnehmen)

70 g Putenbrust, 20 g gekochter Schinken, 100 g Tomaten, 50 g Salatgurke, 50 g gekochte Sellerie, 5 g Öl, 5 g Senf, Zitronensaft, Kräuter, 4 Eßl. (35 g) Getreidekeimlinge, 60 g Vollkornbrot
Putenbrust, Schinken, Tomaten, Gurke und Sellerie in feine Scheiben schneiden und vermischen. Mit Salatsauce aus Öl und Senf anrichten. Mit Kräutern und Zitronensaft abschmecken und mit den Keimlingen garnieren. Dazu gibt es Vollkornbrot.

Zwischenmahlzeit 2:
Fruchtjoghurt

1 Banane, 60 g Joghurt (fettarm), 1 Eßl. (10 g) Sonnenblumenkerne, 1 Teel. (5 g) Kürbiskerne
Banane zerdrücken, mit dem Joghurt verrühren und mit den Kürbis- und Sonnenblumenkernen garnieren.

Abendessen:
Kartoffel-Creme-Suppe

250 ml Gemüsebrühe, 100 g Kartoffeln, 75 g Karotten, 50 g Lauch, Prise Muskatnuss
Gemüse klein schneiden und in 1/4 der Brühe fünf bis zehn Minuten dünsten. Mit dem Pürierstab pürieren und mit der restlichen Brühe erhitzen. Mit Muskat würzen.

Nährwertangaben, berechnet ohne Molke:
Eiweiß = 57 g, Kohlenhydrate = 154 g, Fett = 21 g, Ballaststoffe = 28 g, Brennwert = 1033 kcal/4328 kJ

Einkaufsliste / frische Zutaten:
2 Scheiben Vollkornbrot, 150 g Rohkost (Paprika, Karotten, Gurke), 70 g Putenbrust, 20 g gekochter Schinken, 50 g Salatgurke, 50 g Sellerie, Getreidekeimlinge, 75 g Karotten, 50 g Lauch

Datum: Gewicht:	**Molke**	Obst	Gemüse/ Gemüsesuppe	Ernährung
Frühstück	200 ml Molke			
Zwischenmahlzeit	200 ml Molke			
Mittagessen	200 ml Molke			
Zwischenmahlzeit	200 ml Molke			
Abendessen	200 ml Molke			
Abendsnack	200 ml Molke			
Bewegungsbewertung:				
Molke - positive Einflüsse:				
Sonstiges:				

3. Tag – Lünn-Molke-Diät

Frühstück:
Bananen-Müsli

1 Banane, 2 Eßl. (10 g) Weizenkleie, 1 Teel. (5 g) Leinsamen, 1 Teel. (5 g) Sonnenblumenkerne, 60 g Joghurt
Banane zerdrücken, mit der Weizenkleie, dem Leinsamen und den Sonnenblumenkernen in den Joghurt einrühren.

Zwischenmahlzeit 1:
Honig-Quark-Brötchen

1 Roggenbrötchen, 10 g Honig, 10 g Quark, 1 Teel. (5 g) Sonnenblumenkerne
Eine Brötchenhälfte mit Honig, die andere mit Quark bestreichen. Mit Sonnenblumenkernen bestreuen.

Mittagessen:
Fischfilet im Gemüsebett und Pellkartoffeln

100 g Kabeljaufilet, ½ Zitrone, 250 ml Gemüsebrühe, 75 g Brokkoli, 100 g Zucchini, 50 g Karotte, 400 g Pellkartoffeln
Filet unter fließendem kalten Wasser säubern. Gemüse klein schneiden. Filet mit dem Gemüse in einer Auflaufform im Backofen in der Brühe dünsten. Das Kabeljaufilet im Gemüsebett mit einer Scheibe Zitrone servieren. Dazu gibt es die Hälfte der Pellkartoffeln. Die andere Hälfte für den nächsten Tag aufheben.

Zwischenmahlzeit 2:
Molke-Beeren-Mix

150 g Beeren (frische oder TK), 200 ml Molke, 1 Eßl. (10 g) Kokosraspeln
Beeren pürieren und mit der Molke auffüllen. Mit den Kokosraspeln garnieren.

Abendessen:
Frischkäse-Brot mit Karottensaft

55 g Roggenbrot, 75 g körniger Frischkäse, 1 kleiner Apfel, 1 Teel. (5 g) Sonnenblumenkerne, 200 ml Karottensaft
Apfel grob raspeln und mit Käse vermischt auf das Brot geben. Mit Sonnenblumenkernen bestreuen. Dazu gibt es Karottensaft.

Nährwertangaben, berechnet ohne Molke:
Eiweiß = 57 g, Kohlenhydrate = 152 g, Fett = 17 g, Ballaststoffe = 31 g, Brennwert = 989 kcal/4144 kJ

Einkaufsliste / frische Zutaten:
1 Roggenbrötchen, 100 g Kabeljaufilet, 75 g Brokkoli, 100 g Zucchini, 50 g Karotte, 150 g Beeren (frische oder TK), 200 ml Karottensaft, 55 g Roggenbrot, 75 g körniger Frischkäse

Vorbereitung für Tag 4:
– 200 g Kartoffeln beim Mittagessen für den nächsten Tag mitkochen

Datum: Gewicht:	Molke	Obst	Gemüse/ Gemüsesuppe	Ernährung
Frühstück	200 ml Molke			
Zwischenmahlzeit	200 ml Molke			
Mittagessen	200 ml Molke			
Zwischenmahlzeit	200 ml Molke			
Abendessen	200 ml Molke			
Abendsnack	200 ml Molke			
Bewegungsbewertung:				
Molke - positive Einflüsse:				
Sonstiges:				

4. Tag – Lünn-Molke-Diät

Frühstück:
Frischkorn-Obst-Müsli

4 Eßl. (35 g) grob bis mittelfein geschroteter Weizen (wahlweise 4 Eßl. Müslimischung), 75 g Quark, 100 ml Molke, 150 g Obst, 5 g Honig, 1 Eßl. (10 g) Leinsamen, 1 Eßl. (10 g) Sonnenblumenkerne
Geschrotetes Getreide in Wasser bedeckt (es darf kein Wasser auf dem Getreideschrot stehen) mindestens 6, höchstens 10 Stunden im Kühlschrank einweichen.
Quark mit der Molke cremig rühren. Schrot (wahlweise Müslimischung) mit dem geraspelten oder klein geschnittenen Obst in die Quarkmasse einrühren. Masse mit Honig, Leinsamen und Sonnenblumenkernen vermengen.

Zwischenmahlzeit 1:
Bananen-Sanddorn-Molke

1 Banane, 250 ml Molke, 2 Eßl. (15 g) Sanddornmus mit Honig
Banane mit der Molke und dem Sanddornmus pürieren.

Mittagessen:
Frische Gemüse-Creme-Suppe

250 ml Gemüsebrühe, 100 g Brokkoli, 100 g Zucchini
Gemüse klein schneiden und in 1/4 der Brühe fünf Minuten dünsten. Mit dem Pürierstab pürieren und mit der restlichen Brühe erhitzen. Mit Kräutern nach Belieben würzen.

Fischsalat

100 g gedünstetes Schellfischfilet, ½ (100 g) Apfel, 30 g Gewürzgurke, 20 g gekochte Sellerie, 50 g gekochte Karotten, 200 g Pellkartoffeln (vom Vortag), 10 g Joghurt, 3 g Öl, Zitronensaft, Kräuter
Filet, Apfel, Gurke, Sellerie, Karotten und Kartoffeln in feine Scheiben schneiden und vermischen. Mit Salatsauce aus Joghurt, Öl, Zitronensaft und Kräuter anrichten.

Zwischenmahlzeit 2:
Apfel-Möhren-Rohkost

½ Apfel (vom Mittagessen), 50 g Möhren, 10 g Joghurt, Zitronensaft, Kräuter
Apfel und Möhren raspeln und mit Sauce aus Joghurt, Zitronensaft und Kräutern anrichten.

Abendessen:
Natur-Reis mit Gemüsebeilage

50 g Natur-Reis, 50 g Tomaten, 5 g Distelöl, 100 g Gemüse je nach Jahreszeit
Reis nach Vorschrift kochen. Tomaten enthäuten, entkernen und unter den Reis heben. Mit Distelöl beträufeln. Dazu gibt es gedünstetes Gemüse nach Wahl.

Nährwertangaben, berechnet ohne Molke:
Eiweiß = 55 g, Kohlenhydrate = 169 g, Fett = 23 g, Ballaststoffe = 31 g, Brennwert = 1103 kcal/4622 kJ

Einkaufsliste / frische Zutaten:
35 g geschroteter Weizen, 15 g Sanddornmus, 100 g Brokkoli, 100 g Zucchini, 100 g Schellfischfilet, 30 g Gewürzgurke, 20 g Sellerie, 100 g Möhren, 100 g Gemüse je nach Jahreszeit

Datum: Gewicht:	Molke	Obst	Gemüse/ Gemüsesuppe	Ernährung
Frühstück	200 ml Molke			
Zwischenmahlzeit	200 ml Molke			
Mittagessen	200 ml Molke			
Zwischenmahlzeit	200 ml Molke			
Abendessen	200 ml Molke			
Abendsnack	200 ml Molke			
Bewegungsbewertung:				
Molke - positive Einflüsse:				
Sonstiges:				

5. Tag – Lünn-Molke-Diät

Frühstück: zur Auswahl
A) Dreierlei-Keimling-Müsli

2 Eßl. (17 g) Roggenkeimlinge, 2 Eßl. (17 g) Weizenkeimlinge, 2 Eßl. (17 g) Leinsamenkeimlinge, 60 g Magerquark, 150 g Honigmelone, 1 Kiwi, 1 Teel. (5 g) Sonnenblumenkerne
Die Keimlinge unter frischem Wasser abspülen und mit dem Quark verrühren. Die klein geschnittenen Früchte unterrühren und die Sonnenblumenkerne darüber streuen.

B) Schinken-Wurst-Brötchen

1 Roggenbrötchen, 50 g gekochter Schinken, 50 g Putenbrust oder Roastbeef, 1½ Eßl. (15 g) Sonnenblumenkerne
Die Brötchenhälften mit Sonnenblumenkernen bestreuen und mit Schinken, Putenbrust oder Roastbeef belegen.

Zwischenmahlzeit 1:
Bananen-Quark

50 g Magerquark, 125 g Banane, 1 Eßl. (10 g) Leinsamen
Banane zerdrücken und mit dem Leinsamen in den Quark rühren.

Mittagessen:
Kartoffel-Gemüse-Pfanne

200 g Kartoffeln, 100 g Paprika (gelb, rot), 100 g Champignons, 50 g Lauch, 50 g Erbsen (vorgekocht), 1 Eßl. (10 g) Öl, Pfeffer, Kräuter, 1 Eßl. (10 g) saure Sahne
Kartoffeln kochen, abgießen, pellen und in Scheiben schneiden. Paprika, Lauch und Champignons waschen, zerkleinern und in heißem Öl anbraten. Kartoffeln und Erbsen dazugeben, kurz anbraten und mit Pfeffer und Kräutern würzen. Die saure Sahne unterrühren.

Zwischenmahlzeit 2:

Molke

Abendessen:
Natur-Reis mit Spargel und Sojasprossen

65 g Natur-Reis, 50 g Sojabohnensprossen, 50 g Spargel, Tomatenmark, Currypulver, 50 g Blattsalat, 50 g Tomaten, 10 g fettarmer
Joghurt, Essig, 3 g Öl, Kräuter
Natur-Reis nach Vorschrift kochen. Die Sojabohnensprossen werden ca. 5 Minuten im Reis mitgekocht. Spargel blanchieren und
unter den Reis heben. Tomatenmark mit dem fertigen Reis verrühren und mit Currypulver würzen. Mit Joghurt, Essig, Öl und
Kräuter eine Sauce anrühren und mit dem Salat und den Tomaten
vermischen.

Nährwertangaben, berechnet ohne Molke:
Eiweiß = 47 g, Kohlenhydrate = 173 g, Fett = 26 g, Ballaststoffe = 33 g,
Brennwert = 1103 kcal/4622 kJ

Einkaufsliste / frische Zutaten:
Frühstück A (17 g Roggenkeimlinge, 17 g Weizenkeimlinge, 17 g Leinsamenkeimlinge, 150 g Honigmelone, 1 Kiwi), Frühstück B (1 Roggenbrötchen, 50 g gekochter Schinken, 50 g Putenbrust), 100 g Paprika (gelb,
rot), 100 g Champignons, 50 g Lauch, 50 g Erbsen, 1 Eßl. (10 g) saure
Sahne, 50 g Sojabohnensprossen, 50 g Spargel, 50 g Blattsalat

Datum: Gewicht:	**Molke**	Obst	Gemüse/ Gemüsesuppe	Ernährung
Frühstück	200 ml Molke			
Zwischenmahlzeit	200 ml Molke			
Mittagessen	200 ml Molke			
Zwischenmahlzeit	200 ml Molke			
Abendessen	200 ml Molke			
Abendsnack	200 ml Molke			
Bewegungsbewertung:				
Molke - positive Einflüsse:				
Sonstiges:				

6. Tag – Lünn-Molke-Diät

Frühstück:
Haferflockenmüsli

30 g getrocknete Aprikosen, 4 Eßl. (35 g) Haferflocken, 60 g fettarmer Joghurt, 50 ml Molke, 1 Teel. (5 g) Honig, ½ Banane, ½ Birne, 1 Eßl. (10 g) Sonnenblumenkerne

Aprikosen und Haferflocken über Nacht in etwas Wasser einweichen. Aprikosen am nächsten Tag pürieren. Joghurt mit der Molke und dem Honig verrühren. Haferflocken und klein geschnittenes Obst einrühren. Mit Aprikosenpüree und Sonnenblumenkernen verzieren.

Zwischenmahlzeit 1:

Molke, ½ Banane, ½ Birne und zwei frische Feigen

Mittagessen:
Frische Gemüse-Creme-Suppe

250 ml Gemüsebrühe, 50 g Lauch, 50 g Brokkoli, 50 g Blumenkohl, 50 g Karotten

Gemüse klein schneiden und in 1/4 der Brühe fünf bis zehn Minuten dünsten. Mit dem Pürierstab pürieren und mit der restlichen Brühe erhitzen. Mit Kräutern nach Belieben würzen.

Zwischenmahlzeit 2:
Quark-Tomatenbrot

1 Scheibe (55 g) Vollkornbrot, 40 g Magerquark, ein paar Tropfen Distelöl oder Sonnenblumenöl, Schnittlauch, 100 g Tomaten

Quark mit dem Öl und dem Schnittlauch vermengen. Quarkmasse auf das Brot streichen und mit Tomatenscheiben belegen.

Abendessen:
Italienischer Salat

60 g Kalbsbraten, 40 g Kochschinken ohne Fettrand, 50 g Apfel, 60 g Salatgurke, 30 g Radieschen, 50 g gekochte Karotten, 20 g gekochter Sellerie, 200 g Pellkartoffeln, 20 g Joghurt (fettarm), 1 Teel. (6 g) Öl, Petersilie, Schnittlauch, 100 g Tomaten

Braten, Schinken, Apfel, Gurke, Radieschen, Karotte, Sellerie und Kartoffeln in dünne Streifen schneiden und vermischen. Mit Salatsauce aus Joghurt, Öl, Petersilie und Schnittlauch anrichten und mit Tomatenschnitzen verzieren.

Nährwertangaben, berechnet ohne Molke:
Eiweiß = 63 g, Kohlenhydrate = 160 g, Fett = 25 g, Ballaststoffe = 32 g, Brennwert = 1117 kcal/4680 kJ

Einkaufsliste / frische Zutaten:
1 Birne, 2 Feigen, 50 g Lauch, 50 g Brokkoli, 50 g Blumenkohl, 100 g Karotten, 1 Scheibe Vollkornbrot, 60 g Kalbsbraten, 40 g Kochschinken, 60 g Salatgurke, 30 g Radieschen, 20 g Sellerie

Vorbereitung für Tag 7:
– TK-Himbeeren für Frühstück auftauen
– Birne für Frühstück dünsten

Datum: Gewicht:	**Molke**	Obst	Gemüse/ Gemüsesuppe	Ernährung
Frühstück	200 ml Molke			
Zwischenmahlzeit	200 ml Molke			
Mittagessen	200 ml Molke			
Zwischenmahlzeit	200 ml Molke			
Abendessen	200 ml Molke			
Abendsnack	200 ml Molke			
Bewegungsbewertung:				
Molke - positive Einflüsse:				
Sonstiges:				

7. Tag – Lünn-Molke-Diät

Frühstück:
Himbeer-Birnen-Creme

100 g Himbeeren, 1 kleine (100 g) gedünstete Birne, 75 g Quark, 50 ml Molke, 1 Eßl. (10 g) Ahornsirup, Zimt, Zitronenschale, Kokosraspeln
Quark, Molke, Ahornsirup, Zimt und das Öl der Zitronenschale (Schale solange knicken und auswringen, bis ein paar Tropfen Schalenöl in die Quarkspeise tropfen) zu einer glatten Creme verrühren. Am Vortag vorbereitete Himbeeren und Birne mit der Creme vermengen. Mit Kokosraspeln garnieren.

Zwischenmahlzeit 1:
Bananen-Brot

125 g Banane, 50 g Vollkornbrot
Vollkornbrot mit der in Scheiben geschnittenen Banane belegen.

Mittagessen:
Überbackener Seelachs auf Spinat

200 g Kartoffeln (die Hälfte für den nächsten Tag), 150 g Spinat (frisch oder TK), Pfeffer, Muskatnuss, 100 g Seelachsfilet, Zitronensaft, 100 g Tomaten, 50 g Zwiebel (gewürfelt), 5 g Distelöl, 1 Teel. (5 g) Milch, Thymian, Pfeffer, Rosmarin, Oregano, 1 Msp. Senf
Kartoffeln in Schale kochen, pellen und die Hälfte in Scheiben schneiden. Auflaufform mit Öl bepinseln und mit ¾ der Kartoffelscheiben auslegen. Spinat auftauen und abtropfen lassen. Mit Pfeffer und Muskat würzen und auf den Kartoffeln verteilen. Fisch mit Zitronensaft und Pfeffer würzen und auf den Spinat legen. Gewaschene Tomaten in Scheiben schneiden und mit den restlichen Kartoffeln im Wechsel auf den Fisch legen. Zwiebel im Öl dünsten. Milch, Kräuter, Gewürze und Senf unterrühren und das ganze auf dem Auflauf verteilen. Im vorgeheizten Backofen bei 225 °C 20 Minuten überbacken.

Zwischenmahlzeit 2:
Molke

Abendessen:
Reis mit Quark und Keimlingen
65 g Natur-Reis, 50 g Magerquark mit Kräuter aller Art verfeinert, 1 Eßl. (10 g) Sonnenblumenkeimlinge, 2 Eßl. (15 g) Leinsamenkeimlinge, 200 ml Tomatensaft, 100 g Blattsalat, 3 g Öl, Essig Keimlinge in den Kräuterquark einrühren und zum Reis servieren. Dazu ein Glas Tomatensaft. Beilage: Blattsalat mit Sauce aus Öl, Essig und Kräutern.

Nährwertangaben, berechnet ohne Molke:
Eiweiß = 58 g, Kohlenhydrate = 140 g, Fett = 19 g, Ballaststoffe = 26 g, Brennwert = 963 kcal/4035 kJ

Einkaufsliste / frische Zutaten:
100 g Himbeeren, 1 Birne, 50 g Vollkornbrot, 150 g Spinat (frisch oder TK), 100 g Seelachsfilet, 1 Eßl. Sonnenblumenkeimlinge, 1 Eßl. Leinsamenkeimlinge, 200 ml Tomatensaft, 100 g Blattsalat

Vorbereitung für Tag 8:
– mittags 100 g Kartoffeln mehr kochen

Datum: Gewicht:	**Molke**	Obst	Gemüse/ Gemüsesuppe	Ernährung
Frühstück	200 ml Molke			
Zwischenmahlzeit	200 ml Molke			
Mittagessen	200 ml Molke			
Zwischenmahlzeit	200 ml Molke			
Abendessen	200 ml Molke			
Abendsnack	200 ml Molke			
Bewegungsbewertung:				
Molke - positive Einflüsse:				
Sonstiges:				

8. Tag – Lünn-Molke-Diät

Frühstück:
Apfel-Möhren-Quark

3 Eßl. (25 g) grob geschrotete Weizenkörner, 3 Eßl. (25 g) Leinsamen (grob geschrotet), 1 Teel. (5 g) gehackte Mandeln, 75 g Magerquark, 50 ml Molke, ½ Apfel, 1 Möhre
Geschrotetes Getreide (wahlweise Müslimischung) mit den Mandeln, dem Quark und der Molke vermischen. Den Apfel und die Möhre fein raspeln und unter die Masse rühren.

Zwischenmahlzeit 1:
Banane-Molke-Mix

200 ml Molke, 150 g Banane, 1 Teel. (5 g) Kokosraspeln
Banane pürieren und mit der Molke auffüllen. Mit Kokosraspeln bestreuen.

Mittagessen:
Gefüllte Champignons mit Bratkartoffeln

100 g Kartoffeln (vom Vortag), 3 g Öl, 100 g Champignon, 100 g Tomaten, 50 ml Gemüsebrühe
Kartoffeln mit etwas Öl braten. 3 - 4 große Champignons aushöhlen. Pilzfleisch mit gewürfelten Tomaten, Kräutern und etwas Brühe anmachen und in die Pilze füllen. In der Pfanne braten.

Zwischenmahlzeit 2:
Apfelmus mit Zimt

½ Apfel (Rest vom Frühstück), Zitronensaft, Zimt
Apfel mit Zitronensaft in wenig Wasser dünsten und mit Zimt abschmecken. Dazu gibt es Molke.

Abendessen:
Zwiebel-Zucchini-Suppe

100 g Zucchini, 100 g Zwiebel, 200 ml Gemüsebrühe, Thymian, durch Presse gedrückte Knoblauchzehe, 1 Roggenbrötchen, 1 Eßl. (10 g) Sonnenblumenkerne
Zwiebel und Zucchini klein schneiden und in die kochende Gemüsebrühe geben. Mit Thymian und Knoblauch abschmecken. Dazu gibt es das mit Sonnenblumenkernen bestreute Brötchen.

Nährwertangaben, berechnet ohne Molke:
Eiweiß = 39 g, Kohlenhydrate = 132 g, Fett = 23 g, Ballaststoffe = 35 g, Brennwert = 891 kcal/3733 kJ

Einkaufsliste / frische Zutaten:
25 g grob geschrotete Weizenkörner, 1 Möhre, 100 g Champignons, 1 Paprika, 3 Radieschen, 100 g Salatgurke, 100 g Zucchini, 1 Roggenbrötchen

Vorbereitung für Tag 9:
– Rote Grütze bereiten

Datum: Gewicht:	**Molke**	Obst	Gemüse/ Gemüsesuppe	Ernährung
Frühstück	200 ml Molke			
Zwischenmahlzeit	200 ml Molke			
Mittagessen	200 ml Molke			
Zwischenmahlzeit	200 ml Molke			
Abendessen	200 ml Molke			
Abendsnack	200 ml Molke			
Bewegungsbewertung:				
Molke - positive Einflüsse:				
Sonstiges:				

9. Tag – Lünn-Molke-Diät

Frühstück:
Melonen-Müsli

50 g Quark, 50 ml Molke, 125 g Honigmelone, 4 Eßl. (35 g) Roggenflocken, 2 Eßl. (15 g) Leinsamen, 1 Eßl. (10 g) Kürbiskerne
Quark mit der Molke verrühren. Honigmelone klein schneiden und mit den Flocken und dem Leinsamen in die Quarkmasse einrühren. Kurze Zeit quellen lassen. Mit den Kürbiskernen garnieren.

Zwischenmahlzeit 1:
Rote Grütze (an Tag 8 zubereiten), Molke

150 g Beerenmischung (frisch oder TK), 1 Blatt weiße Gelatine, geröstete Mandeln
$2/3$ der Beeren mit der Gabel musig drücken, mit der Gelatine nach Packungsvorschrift zubereiten und mit den restlichen Beeren verrühren. Das Ganze in Schälchen füllen und im Kühlschrank erstarren lassen. Masse auf einen Teller stürzen und mit gerösteten Mandeln dekorieren.

Mittagessen:
Schollenfilet mit Kartoffeln und Gemüse

80 g Schollenfilet, 1 Eßl. Zitronensaft, Kräuter, schwarzer Pfeffer, 1 Eßl. (10 g) Mehl, 10 g Butter, 100 g Karotten, 100 g Sellerie, Petersilie, Dill, Kerbel, Öl, 100 g Kartoffeln
Filet gut abspülen und trocken tupfen. Mit Zitronensaft beträufeln und mit Kräutern und Pfeffer würzen. Filet in Mehl wenden. Das Schollenfilet auf einem mit Butter bestrichenen Blech im Ofen bei 190 °C 20 Minuten garen. Gemüse waschen und klein schneiden. Im Wasserdampf im Siebeinsatz bei geschlossenem Deckel bissfest dämpfen. Mit Petersilie, Dill und Kerbel würzen und mit ein paar Tropfen Öl beträufeln. Dazu gibt es Pellkartoffeln.

Zwischenmahlzeit 2:
Molke

Abendessen:
Putenfrikassee im Reisrand *(wahlweise als Hühnerfrikassee)*

60 g Putenbrust, 1 kleine Zwiebel, 1 Teel. (5 g) Öl, 50 g Erbsen, 50 g Karotten, Gemüsebrühe, 1 Teel. (5 g) Schmand, Kräuter, 115 g Reis (65 g für den nächsten Tag), Petersilie, Schnittlauch Putenfleisch und Zwiebel würfeln und in etwas Öl anbraten. Gemüse dazugeben und mit Brühe auffüllen. Das Ganze 30 Minuten köcheln lassen. Mit Schmand und Kräutern abschmecken. Reis zubereiten. Kleine Napfkuchenform mit etwas Öl auspinseln, Reis einfüllen, andrücken und auf einen Teller stürzen. Frikassee in die Mitte füllen und mit Petersilie und Schnittlauch bestreuen.

Nährwertangaben, berechnet ohne Molke:
Eiweiß = 59 g, Kohlenhydrate = 145 g, Fett = 40 g, Ballaststoffe = 34 g, Brennwert = 1176 kcal/4927 kJ

Einkaufsliste / frische Zutaten:
125 g Honigmelone, 35 g Roggenflocken, 150 g Beeren (frisch oder TK), 1 Blatt weiße Gelatine, 150 g Karotten, 100 g Sellerie, 80 g Schollenfilet, 10 g Butter, 60 g Putenbrust, 50 g Erbsen, 5 g Schmand

Vorbereitung für Tag 10:
– Frühstück vorbereiten
– Reis für Abendessen mitkochen

Datum: Gewicht:	**Molke**	Obst	Gemüse/ Gemüsesuppe	Ernährung
Frühstück	200 ml Molke			
Zwischenmahlzeit	200 ml Molke			
Mittagessen	200 ml Molke			
Zwischenmahlzeit	200 ml Molke			
Abendessen	200 ml Molke			
Abendsnack	200 ml Molke			
Bewegungsbewertung:				
Molke - positive Einflüsse:				
Sonstiges:				

10. Tag – Lünn-Molke-Diät

Frühstück:
Beerenquark mit Haferflocken

60 g Magerquark, 100 g Erdbeeren (oder andere Beeren, frisch oder TK), Zitronensaft, 3 Eßl. (25 g) Vollkorn-Haferflocken, 1 Eßl. (10 g) Leinsamen, 1 Eßl. (5 g) Weizenkleie, 1 Eßl. (10 g) Sonnenblumenkerne
Den Quark über Nacht abtropfen lassen (eventuell dabei in ein Tuch legen und aufhängen). Die Beeren mit dem abgetropften Quark pürieren. Mit Zitronensaft abschmecken. Haferflocken und Leinsamen über Nacht in Wasser einweichen. Korn, Samen und Kerne in den Quark unterrühren.

Zwischenmahlzeit 1:
Obstsalat Wintermischung:

175 g Obstsalat aus Apfel, Aprikose, Orange und Banane. Mit Zimt und Zitronensaft abschmecken.

Obstsalat Sommermischung:

175 g Obstsalat aus Erdbeeren, Pfirsich und Honigmelone

Mittagessen:
Pellkartoffeln mit Kräuterquark und Möhren-Champignon-Gemüse

200 g Pellkartoffeln, 60 g Magerquark, 50 g Zwiebel, 50 g Apfel, Kräuter, 75 g Karotten, 75 g Champignons, 75 g Frühlingszwiebeln
Quark mit Mineralwasser (kohlensäurehaltig) aufschlagen. Dadurch wird der Quark leicht und cremig. Fein geriebene Zwiebel, feingeriebenen Apfel und Kräuter aller Art untermischen. Karotten, Champignons und Zwiebeln in dünne Scheiben schneiden. In einer erhitzten Pfanne in Öl kurz (3 Minuten) anbraten. Mit Kräutern aller Art würzen und servieren.

Zwischenmahlzeit 2:

Molke

Abendessen:
Brokkoli-Reis mit Blattsalat

65 g Natur-Reis, 100 g Brokkoli, 1 (60 g) Ei, 50 g Blattsalat, 100 g Tomaten, 3 Radieschen, 1 Eßl. (10 g) Leinsamen, 3 Teel. (15 g) Kürbiskerne, 10 g Joghurt, 3 g Öl, Kräuter
Brokkoli in wenig Gemüsebrühe bissfest garen. Den fertigen Reis von Tag 9 unterheben und mit dem gekochten Ei garnieren. Bereiten Sie aus den restlichen Zutaten einen bunten Salat und eine Salatsauce.

Nährwertangaben, berechnet ohne Molke:
Eiweiß = 55 g, Kohlenhydrate = 136 g, Fett = 31 g, Ballaststoffe = 35 g, Brennwert = 1043 kcal/4370 kJ

Einkaufsliste / frische Zutaten:
100 g Erdbeeren, 75 g Möhren, 75 g Champignons, 100 g Brokkoli, 1 Ei, 50 g Blattsalat, 3 Radieschen

Vorbereitung für Tag 11:
– Haferflocken über Nacht in Wasser einweichen

Datum: Gewicht:	**Molke**	Obst	Gemüse/ Gemüsesuppe	Ernährung
Frühstück	200 ml Molke			
Zwischenmahlzeit	200 ml Molke			
Mittagessen	200 ml Molke			
Zwischenmahlzeit	200 ml Molke			
Abendessen	200 ml Molke			
Abendsnack	200 ml Molke			
Bewegungsbewertung:				
Molke - positive Einflüsse:				
Sonstiges:				

11. Tag – Lünn-Molke-Diät

Frühstück:
Apfel-Müsli

3 Eßl. (25 g) Haferflocken (wahlweise Müslimischung), 1 mittelgroßer Apfel (ca. 150 g), 150 ml Buttermilch, 5 g Ahornsirup, 1 Eßl. (10 g) Leinsamen, Zimt
Haferflocken über Nacht in Wasser einweichen. Den fein geraspelten Apfel mit der Buttermilch und den Haferflocken vermischen und den Ahornsirup unterrühren. Leinsamen zugeben und mit Zimt abschmecken.

Zwischenmahlzeit 1:

Molke, 150 g Banane

Mittagessen:
Kabeljau-Zucchini-Auflauf

200 g Zucchini, 80 g Kabeljaufilet, Saft einer Zitrone, Jodsalz, Butter, weißer Pfeffer, 1 Zwiebel, 1 Knoblauchzehe, 1 Teel. (3 g) Öl, Basilikum, Petersilie, 200 g Pellkartoffeln
Die Zucchini waschen, in dünne Scheiben schneiden. Filet säubern, säuern und sparsam salzen. Den Backofen auf ca. 180 °C (Umluft) vorheizen und die Auflaufform mit etwas Butter ausstreichen. Das Fischfilet in 2 cm breite Streifen schneiden und abwechselnd mit den Zucchinischeiben in die Form legen und mit Pfeffer bestreuen. Die Zwiebel in Würfel schneiden und die Knoblauchzehe durch eine Knoblauchpresse drücken und in Öl glasig braten. Basilikum dazugeben. Die Zwiebelmischung über die Zucchini und die Fischstreifen verteilen. Den Auflauf abgedeckt auf der mittleren Schiene ca. 30 Minuten backen. Mit Petersilie bestreut servieren. Beilage: Pellkartoffeln.

Zwischenmahlzeit 2:

Molke, 100 g Obst je nach Saison

Abendessen:
Bunter Nudelsalat

60 g Vollkornnudeln, 50 g Erbsen, Gemüsebrühe, 50 g Tomaten, 50 g Gurke, 50 g Frühlingszwiebeln, 50 g Kochschinken ohne Fettrand, Knoblauch, Dill, 1 Eßl. (10 g) Öl, 1 Eßl. (10 g) Essig
Nudeln und Erbsen in der Brühe bissfest kochen. Tomaten achteln, Gurke und Zwiebeln in Scheiben schneiden. Kochschinken in Streifen schneiden. Sauce aus Knoblauch, Dill, Öl und Essig herrichten. Aus allen Zutaten den Nudel-Gemüse-Salat mischen und 15 Minuten ziehen lassen.

Nährwertangaben, berechnet ohne Molke:
Eiweiß = 53 g, Kohlenhydrate = 143 g, Fett = 24 g, Ballaststoffe = 38 g, Brennwert = 1000 kcal/4190 kJ

Einkaufsliste / frische Zutaten:
150 ml Buttermilch, 200 g Zucchini, 80 g Kabeljaufilet, 10 g Butter, 50 g Erbsen, 50 g Gurke

Datum: Gewicht:	**Molke**	Obst	Gemüse/ Gemüsesuppe	Ernährung
Frühstück	200 ml Molke			
Zwischenmahlzeit	200 ml Molke			
Mittagessen	200 ml Molke			
Zwischenmahlzeit	200 ml Molke			
Abendessen	200 ml Molke			
Abendsnack	200 ml Molke			
Bewegungsbewertung:				
Molke - positive Einflüsse:				
Sonstiges:				

12. Tag – Lünn-Molke-Diät

Frühstück:
Roggen-Molke-Müsli

3 Eßl. (25 g) Roggenflocken, 1 Eßl. (10 g) Leinsamen, 30 g ungeschwefelte getrocknete Aprikosen, 1 mittelgroßer (150 g) Apfel,
100 ml Molke, 20 g Quark, 1 Teel. (5 g) Ahornsirup
Aprikosen und Apfel klein schneiden und mit den Roggenflocken
und dem Leinsamen vermischen. Molke mit Ahornsirup und Quark
verrühren, darübergießen.

Zwischenmahlzeit 1:

Molke, 125 g Birne

Mittagessen:
Kalbsschnitzel mit Möhren-Zucchini-Püree

70 g Kalbsschnitzel, Vollkornbrösel, 1 Ei, 1 Eßl. (10 g) Sonnenblumenkerne, 100 g Karotten, 100 g Zucchini, 100 ml Gemüsebrühe, Roggenbrötchen
Schnitzel mit Vollkornbrösel, Ei und Sonnenblumenkernen panie-
ren. Möhren und Zucchini klein schneiden und in etwas Gemüsebrühe dünsten. Das Gemüse pürieren, mit Schnittlauch und Petersilie dekorieren. Dazu gibt es ein Roggenbrötchen.

Zwischenmahlzeit 2:
Molke-Mix

Molke, 125 g Banane
Molke mit Banane pürieren.

Abendessen:
Überbackenes Putenbrustbrot und Frisée-Paprika-Salat mit Möhren-Joghurtsauce

1 Scheibe (55 g) Vollkornbrot, 1 Eßl. (10 g) Sonnenblumenkerne, 40 g Putenbrust, 20 g Käse (30 % Fett i. Tr.)
Vollkornbrot mit Sonnenblumenkernen bestreuen, zunächst mit Putenbrust und dann obenauf mit Käse belegen. Im Backofen bei 190 °C (Umluft) backen.
Salat: 50 g Frisée, 100 g Paprika rot und gelb, 4 Eßl. (40 g) Karottensaft, 1 Teel. (5 g) körniger Frischkäse, 1 Teel. (5 g) Joghurt, 1 Teel. (5 g) Ahornsirup, 1 Teel. (5 g) Sonnenblumenkerne
Salatsauce aus Saft, Frischkäse, Joghurt, Sirup und Sonnenblumenkernen anmachen und zum klein geschnittenen Salatgemüse geben.

Nährwertangaben, berechnet ohne Molke:
Eiweiß = 66 g, Kohlenhydrate = 155 g, Fett = 31 g, Ballaststoffe = 37 g, Brennwert = 1185 kcal/4965 kJ

Einkaufsliste / frische Zutaten:
25 g Roggenflocken, 125 g Birne, 70 g Kalbsschnitzel, Vollkornbrösel, 1 Ei, 100 g Karotten, 100 g Zucchini, 1 Roggenbrötchen, 1 Scheibe Vollkornbrot, 40 g Putenbrust, 20 g Käse (30 % Fett i. Tr.), 50 g Frisée, 100 g Paprika, Karottensaft, 5 g körniger Frischkäse

Datum: Gewicht:	**Molke**	Obst	Gemüse/ Gemüsesuppe	Ernährung
Frühstück	200 ml Molke			
Zwischenmahlzeit	200 ml Molke			
Mittagessen	200 ml Molke			
Zwischenmahlzeit	200 ml Molke			
Abendessen	200 ml Molke			
Abendsnack	200 ml Molke			
Bewegungsbewertung:				
Molke - positive Einflüsse:				
Sonstiges:				

13. Tag – Lünn-Molke-Diät

Frühstück:
Apfelmus mit Keimlingen

75 g Apfelmus, 50 ml Molke, 1 Teel. (5 g) Ahornsirup, 4 Eßl. (35 g) Roggenkeimlinge (ersatzweise Müslimischung), 1 Eßl. (10 g) Leinsamenkeimlinge (ersatzweise Leinsamen), 2 Eßl. (10 g) Weizenkleie, 1 Teel. (5 g) gehackte Mandeln, 1 Teel. (5 g) Pinienkerne

Apfelmus, Molke und Ahornsirup verrühren. Keimlinge und Weizenkleie unterrühren. Mit Mandeln und Pinienkernen bestreuen.

Zwischenmahlzeit 1:
Früchtequark

40 g Magerquark, 200 g Obst der Saison
Obst klein schneiden und unter den Quark rühren. Der Quark kann auch wahlweise zum Frühstück in das Mus untergerührt werden.

Mittagessen:
Reis-Gemüse-Salat (ideal zum mitnehmen)

50 g Natur-Reis, 30 g Zwiebel, Knoblauchzehe, 5 g Butter, Gemüsebrühe, 100 g Schwarzwurzeln (ersatzweise 100 g Mais aus der Dose), 100 g Karotten, 50 g Erbsen, Kräuter, 5 g Öl
Zwiebel und Knoblauchzehe würfeln und in der Butter andünsten. Reis zugeben und kurz mitdünsten. Gemüsebrühe zugeben, bei kleiner Flamme ca. 15 Minuten quellen lassen.
Schwarzwurzeln bürsten und schälen. Damit die Wurzeln weiß bleiben, kurze Zeit in Essigwasser legen. Möhren waschen, klein schneiden und mit den Erbsen zusammen ca. drei bis fünf Minuten blanchieren. Schwarzwurzeln etwas länger (8 Minuten) blanchieren. Gemüse in den Reis mischen. Mit frischen Kräutern verfeinern und den Salat mit Öl beträufeln.

Zwischenmahlzeit 2:

Molke, 200 ml Gemüsesaft Ihrer Wahl

Abendessen:
Gemüseomelett mit Sprossen

Omelett: 100 g Kartoffeln, 50 g Karotten, 80 g Zucchini, 20 g Mais, 1 (58 g) Ei, Pfeffer, Kräuter, ½ Teel. (3 g) Öl
Füllung: 60 g Sojasprossen, 50 g Tomate, Petersilie, Sojasauce, Pfeffer
Sauce: 2 Eßl. (20 g) Joghurt, Schnittlauch, Basilikum
Kartoffeln, Karotten und Zucchini grob raspeln, mit Mais, Ei, Gewürzen und Kräutern vermengen. In beschichteter Pfanne mit etwas Öl ein Omelett braten.
Sprossen blanchieren, mit gewürfelten Tomaten mischen und würzen. Sauce aus Joghurt, Schnittlauch und Basilikum anrühren und dazugeben.

Nährwertangaben, berechnet ohne Molke:
Eiweiß = 44 g, Kohlenhydrate = 159 g, Fett = 34 g, Ballaststoffe = 51 g, Brennwert = 1122 kcal/4701 kJ

Einkaufsliste / frische Zutaten:
75 g Apfelmus, 35 g Roggenkeimlinge, 10 g Leinsamenkeimlinge, 5 g Butter, 100 g Schwarzwurzeln (Mais), 150 g Karotten, 50 g Erbsen, Gemüsesaft, 80 g Zucchini, 20 g Mais, 1 Ei, 60 g Sojasprossen, Sojasauce

Datum: Gewicht:	**Molke**	Obst	Gemüse/ Gemüsesuppe	Ernährung
Frühstück	200 ml Molke			
Zwischenmahlzeit	200 ml Molke			
Mittagessen	200 ml Molke			
Zwischenmahlzeit	200 ml Molke			
Abendessen	200 ml Molke			
Abendsnack	200 ml Molke			
Bewegungsbewertung:				
Molke - positive Einflüsse:				
Sonstiges:				

119

14. Tag – Lünn-Molke-Diät

Frühstück:
Quark-Früchte-Brötchen

1 Roggenbrötchen, 50 g Magerquark, 50 g Früchte (Erdbeeren, Himbeeren oder Kirschen), 1 Eßl. (10 g) Sonnenblumenkerne, 150 g Birne
Früchte pürieren, mit dem Quark vermengen und Sonnenblumenkerne beigeben. Quarkzubereitung auf das Brötchen streichen. Dazu gibt es eine Birne.

Zwischenmahlzeit 1:
Molke, 150 g Obst nach Belieben

Mittagessen:
Seelachsfilet mit Fenchel und Kartoffeln

80 g Seelachsfilet, Zitronensaft, 50 g Zwiebel (gewürfelt), 5 g Distelöl, 1 Teel. Milch, Thymian, Pfeffer, Rosmarin, Oregano, 1 Msp. Senf, 200 g Fenchel, 150 g Kartoffeln
Fisch abspülen, trocken tupfen, säuern und in eine Auflaufform legen. Zwiebel im Öl dünsten. Milch, Kräuter, Gewürze und Senf unterrühren und auf dem Filet verteilen. Bei 185 °C im Backofen 17 - 20 Minuten garen.
Fenchel in feine Streifen schneiden. Einen Liter Wasser zum Kochen bringen und den Fenchel vier bis fünf Minuten blanchieren. Mit Pfeffer würzen und mit Dill bestreuen. Kartoffeln beispielsweise als Grillkartoffeln vom Blech servieren.

Zwischenmahlzeit 2:
Frischkäse-Brot mit Karottensaft

Das Frischkäse-Brot kann auch als Abendessen zum Grünkernsalat verzehrt werden. Trinken Sie dann bitte als Zwischenmahlzeit Molke und Karottensaft.
55 g Roggenbrot, 30 g körniger Frischkäse, 1 Glas (200 ml) Karottensaft

120

Abendessen:
Grünkernsalat

35 g Grünkern, 125 ml Gemüsebrühe, 50 g Apfelschnitze, 15 g Leinsamenkeimlinge, 30 g Joghurt, 3 g Öl, Petersilie, Dill, Kresse Grünkern in Gemüsebrühe ca. 25 Minuten garen. Brühe durch ein Sieb abgießen. Grünkern mit Apfelschnitzen und Leinsamen vermischen. Aus Joghurt, Öl und Kräutern eine Salatsauce zubereiten und zum Salat geben.

Nährwertangaben, berechnet ohne Molke:
Eiweiß = 55 g, Kohlenhydrate = 143 g, Fett = 24 g, Ballaststoffe = 41 g, Brennwert = 1030 kcal/4315 kJ

Einkaufsliste / frische Zutaten:
1 Roggenbrötchen, 50 g Früchte (Erdbeeren, Himbeeren oder Kirschen), 150 g Birne, 80 g Seelachsfilet, 200 g Fenchel, 1 Scheibe Roggenbrot, 30 g körniger Frischkäse, 200 ml Karottensaft, 35 g Grünkern, 15 g Leinsamenkeimlinge

Datum: Gewicht:	**Molke**	Obst	Gemüse/ Gemüsesuppe	Ernährung
Frühstück	200 ml Molke			
Zwischenmahlzeit	200 ml Molke			
Mittagessen	200 ml Molke			
Zwischenmahlzeit	200 ml Molke			
Abendessen	200 ml Molke			
Abendsnack	200 ml Molke			
Bewegungsbewertung:				
Molke - positive Einflüsse:				
Sonstiges:				

15. Tag – Lünn-Molke-Diät

Frühstück:
Apfelmus auf Nussbrot

75 g Apfelmus, 1 Eßl. (5 g) Weizenkleie, 1 Eßl. (10 g) Leinsamen, 1 Teel. (5 g) gehackte Mandeln, 1 Teel. (5 g) Pinienkerne
Weizenkleie und Leinsamen in das Mus rühren. Mus auf das Nussbrot streichen und mit Mandeln und Pinienkernen bestreuen.

Zwischenmahlzeit 1:

Molke, 125 g Banane

Mittagessen:
Pellkartoffeln mit Apfelquark und Gemüsebeilage

200 g Kartoffeln, 50 g Magerquark, 50 g fein geriebener Apfel, 20 g gehackte Zwiebel, 1 Eßl. (10 g) Leinsamen, Petersilie, Dill
Kartoffeln mit Schale kochen. Magerquark mit den restlichen Zutaten gut verrühren. Eventuell mit frischen Kräutern aller Art abschmecken.
Gemüse: 150 g Schwarzwurzeln, 50 g Möhren, Petersilie, Muskat
Schwarzwurzeln unter kaltem Wasser bürsten und schälen. Die Wurzeln kurze Zeit in Essigwasser legen damit sie weiß bleiben. Schwarzwurzeln ca. acht Minuten blanchieren. Möhren waschen, klein schneiden und ca. drei bis fünf Minuten blanchieren. Gemüse mit Petersilie und Muskat abschmecken. Schwarzwurzeln haben von November bis März Saison. Ersatzweise: Mischgemüse aus Möhren, Tomaten, Brokkoli, Blumenkohl oder Fenchel.

Zwischenmahlzeit 2:
Birnen-Snack

1 Scheibe (10 g) Knäckebrot, 40 g Magerquark, 150 g Birne
Knäckebrot mit Quark bestreichen und mit Birnenstückchen garnieren.

Abendessen:
Tofu (Sojakäse) mit Reis-Sprossen-Salat

75 g Tofu, 30 g Zwiebel, 3 g Olivenöl, Knoblauchzehe
Tofu abtropfen lassen, in Würfel schneiden und trocken tupfen.
Zwiebel in Würfel schneiden. Tofu und Zwiebel in Öl ca. 2 Minuten anbraten. Knoblauchzehe durch eine Knoblauchpresse drücken und unter den Tofu rühren. Kurz weiterbraten.
Reis-Sprossen-Salat: 100 g Reis (50 g für den nächsten Tag), 75 g Sojabohnensprossen, 10 g Joghurt, 3 g Öl, Kräuter, 75 g Tomaten
Reis nach Vorschrift kochen. Die Sojabohnensprossen werden ca. 5 Minuten im Reis mitgekocht. Salatsauce aus Joghurt, Öl und Kräutern untermischen und mit Tomatenschnitze dekorieren.

Nährwertangaben, berechnet ohne Molke:
Eiweiß = 45 g, Kohlenhydrate = 154 g, Fett = 26 g, Ballaststoffe = 57 g, Brennwert = 1042 kcal/4366 kJ

Einkaufsliste / frische Zutaten:
75 g Apfelmus, 150 g Schwarzwurzeln, 50 g Möhren, 1 Scheibe Knäckebrot, 150 g Birne, 75 g Tofu, 75 g Sojabohnensprossen

Vorbereitung für Tag 16:
– abends 50 g Reis für den nächsten Tag mitkochen

Datum: Gewicht:	**Molke**	Obst	Gemüse/ Gemüsesuppe	Ernährung
Frühstück	200 ml Molke			
Zwischenmahlzeit	200 ml Molke			
Mittagessen	200 ml Molke			
Zwischenmahlzeit	200 ml Molke			
Abendessen	200 ml Molke			
Abendsnack	200 ml Molke			
Bewegungsbewertung:				
Molke - positive Einflüsse:				
Sonstiges:				

16. Tag – Lünn-Molke-Diät

Frühstück:
Dinkel-Aprikosen-Müsli

3 Eßl. (25 g) Dinkel (grob bis mittelfein geschrotet), 20 g getrocknete Aprikosen, 20 g Aprikosensaft, 60 g Joghurt (fettarm), ½ Banane, 1 Eßl. (10 g) geröstete Sonnenblumenkerne

Das Schrot in Wasser einrühren (es darf kein Wasser auf dem Getreideschrot stehen), mindestens 6, höchstens 12 Stunden im Kühlschrank einweichen. Die Aprikosen im Saft über Nacht einweichen und dann pürieren. Die Aprikosenmasse und den Joghurt mixen und den gequollenen Dinkel unterrühren. Mit Bananenscheiben und gerösteten Sonnenblumenkernen garnieren.

Zwischenmahlzeit 1:
Molke-Mango-Drink

150 g Mango, Molke, 1 Teel. (5 g) Ahornsirup, Zitronensaft

Mango schälen und das Fruchtfleisch vom Stein lösen (Ersatzweise TK-Mango). Mango zusammen mit Molke, Ahornsirup und Zitronensaft pürieren.

Mittagessen:
Chinesische Sprossenpfanne mit Reis

2 Eßl. Sojasauce, 4 Eßl. Gemüsebrühe, 1 Knoblauchzehe, 100 g Sojasprossen, 100 g Weißkohl, 100 g Lauch, 5 g Kokosfett, 50 g Natur-Reis vom Vortag, Gewürze aller Art

Sojasauce und Gemüsebrühe mischen und Knoblauch dazu pressen. Gewaschene Sojasprossen in die Marinade geben. Weißkohl und Lauch putzen, waschen und in Scheiben schneiden. Kohl in einer Pfanne im Kokosfett 1 Minute unter Rühren braten. Lauch zugeben und 1 Minute unter Rühren weiter braten. Marinade mit den Sprossen zugeben und Reis (Vortag) unterheben und kurze Zeit aufkochen. Mit Gewürzen abschmecken.

Zwischenmahlzeit 2:

Molke, 150 g Birne

Abendessen:
Quark-Tomatenbrot und Salat

55 g (eine Scheibe) Vollkornbrot, 50 g Magerquark, 3 g Distelöl oder Sonnenblumenöl, Schnittlauch, 100 g Tomaten, 50 g Feldsalat, 10 g fettarmer Joghurt, 3 g Öl, Kräuter, 1 Eßl. (10 g) Leinsamen

Quark mit dem Öl und dem Schnittlauch vermengen. Quarkmasse auf das Brot streichen und mit Tomatenscheiben belegen. Dazu gibt es Feldsalat mit Salatsauce aus Joghurt, Öl und Kräuter. Den Salat mit Leinsamen bestreuen.

Nährwertangaben, berechnet ohne Molke:
Eiweiß = 38 g, Kohlenhydrate = 162 g, Fett = 25 g, Ballaststoffe = 31 g, Brennwert = 1036 kcal/4341 kJ

Einkaufsliste / frische Zutaten:
25 g Dinkel (grob bis mittelfein geschrotet), 20 g Aprikosensaft, 150 g Mango, 2 Eßl. Sojasauce, 100 g Sojasprossen, 100 g Weißkohl, 100 g Lauch, 5 g Kokosfett, 150 g Birne, eine Scheibe Vollkornbrot, 50 g Feldsalat

Datum: Gewicht:	**Molke**	Obst	Gemüse/ Gemüsesuppe	Ernährung
Frühstück	200 ml Molke			
Zwischenmahlzeit	200 ml Molke			
Mittagessen	200 ml Molke			
Zwischenmahlzeit	200 ml Molke			
Abendessen	200 ml Molke			
Abendsnack	200 ml Molke			
Bewegungsbewertung:				
Molke - positive Einflüsse:				
Sonstiges:				

17. Tag – Lünn-Molke-Diät

Frühstück:
Weizenkeimmüsli-Orange

50 ml Molke, 1 Teel. (5 g) Ahornsirup, 3 Eßl. (25 g) Weizen-keimlinge (ersatzweise Müslimischung), 1 Eßl. (10 g) grob ge-schroteter Leinsamen, ½ Orange, Saft einer Zitrone, 1 Teel. (5 g) Sonnenblumenkerne
Molke mit dem Ahornsirup verrühren. Das Getreide mit dem Orangenfleisch einrühren. Mit Zitronensaft abschmecken und mit den Sonnenblumenkernen garnieren. Trinken Sie reichlich Molke oder Tee (mindestens zwei Tassen) zum Frühstück.

Zwischenmahlzeit 1:
Apfel-Molke

150 g Apfel, 100 ml Molke, 1 Eßl. (5 g) Mandeln
Apfel grob raspeln und unter die Molke rühren. Mit Mandeln gar-nieren.

Mittagessen:
Schinkenspagetti und Chicorée-Salat mit Buttermilch-Dressing

60 g Vollkornspagetti, 40 g sehr magerer Kochschinken ohne Fettrand, Zwiebel, Knoblauchzehe, 3 g Olivenöl, Tomatenmark, Muskat, Thymian
Nudeln nach Packungsvorschrift kochen. Schinken würfeln. Zwie-bel fein würfeln und Knoblauchzehe durch eine Knoblauchpresse drücken. Zwiebel, Knoblauch und Schinken in Olivenöl kurz an-braten und unter die Spagetti mischen. Mit Tomatenmark, Muskat und Thymian abschmecken.
Chicorée-Salat: 200 g Chicorée, 30 ml Buttermilch, Saft ½ Zitrone, Pfeffer, Kräuter, ½ Orange
Den Strunk keilförmig herausschneiden. Die Chicorée-Blätter lösen, waschen und in Streifen schneiden. Die Buttermilch mit dem Zitronensaft verrühren und mit Pfeffer und Kräutern abschmecken. Chicorée mit dem Dressing vermischen und mit Orangenspalten garnieren.

Zwischenmahlzeit 2:

Molke

Abendessen:
Zucchini-Creme-Suppe

100 ml Gemüsebrühe, 200 g Zucchini
Zucchini klein schneiden, pürieren und 1 - 2 Minuten mit der Brühe kochen lassen. Mit Kräutern verfeinern.

Roggenbrot mit Ei

1 Scheibe (55 g) Roggenbrot, 1 (58 g) hartgekochtes Ei, 1 Teel. (5 g) Sonnenblumenkerne
Brot mit Sonnenblumenkernen bestreuen und mit dem Ei belegen.

Nährwertangaben, berechnet ohne Molke:
Eiweiß = 54 g, Kohlenhydrate = 128 g, Fett = 27 g, Ballaststoffe = 28 g, Brennwert = 985 kcal/4127 kJ

Einkaufsliste / frische Zutaten:
25 g Weizenkeimlinge, 1 Orange, 60 g Vollkornspagetti, 40 g sehr magerer Kochschinken ohne Fettrand, 200 g Chicorée, 30 ml Buttermilch, 200 g Zucchini, 1 Scheibe Roggenbrot, 1 Ei

Datum: Gewicht:	**Molke**	Obst	Gemüse/ Gemüsesuppe	Ernährung
Frühstück	200 ml Molke			
Zwischenmahlzeit	200 ml Molke			
Mittagessen	200 ml Molke			
Zwischenmahlzeit	200 ml Molke			
Abendessen	200 ml Molke			
Abendsnack	200 ml Molke			
Bewegungsbewertung:				
Molke - positive Einflüsse:				
Sonstiges:				

18. Tag – Lünn-Molke-Diät

Frühstück:
Quark-Honig-Brötchen

1 Roggenbrötchen, 40 g Magerquark, 1 Teel. (5 g) Honig, 1 Teel. (5 g) Sonnenblumenkerne
Brötchen mit Honig bestreichen und darauf den Quark geben. Mit Sonnenblumenkernen bestreuen.

Zwischenmahlzeit 1:

Molke, 150 g Birne

Mittagessen:
Schellfischfilet im Sellerie-Karotten-Bett

100 g Staudensellerie, 100 g Karotten, 100 ml Gemüsebrühe, 1 Teel. (5 g) Butter, 80 g Schellfischfilet, Zitronensaft, Kräuter, 250 g Kartoffeln (50 g Kartoffeln für den nächsten Tag)
Gemüse in feine Streifen schneiden und in eine Auflaufform legen. Gemüsebrühe zugießen. Butterflöckchen auf das Gemüsebett verteilen. Das Schellfischfilet darauf legen, mit Zitronensaft beträufeln und würzen. Den Fisch im auf 200 °C vorgeheizten Backofen 20 Minuten dünsten. Dazu gibt es Pellkartoffeln.

Zwischenmahlzeit 2:
Himbeerkaltschale

100 g Himbeeren, 3 Eßl. Molke, Zitronensaft, Süßstoff, 1 Eßl. (10 g) gehackte Mandeln
Himbeeren mit Molke und Zitronensaft pürieren. Mit Süßstoff süßen und das Ganze mit gehackten Mandeln garnieren.

Abendessen:
Tofubrot mit Karotten-Grünkern

75 g Tofu, 30 g Zwiebel, 3 g Olivenöl, Knoblauchzehe, 55 g Roggenbrot, 1 Teel. (5 g) Sonnenblumenkerne
Tofu abtropfen lassen, in Würfel schneiden und trocken tupfen. Zwiebel in Würfel schneiden. Tofu und Zwiebel in Öl ca. 2 Minu-

ten anbraten. Knoblauchzehe durch eine Knoblauchpresse drücken und unter den Tofu rühren. Kurz weiterbraten. Roggenbrot mit Sonnenblumenkernen bestreuen und den Tofu mit den Zwiebeln auflegen.
Grünkernsalat: 4 Eßl. (30 g) Grünkern, 125 ml Gemüsebrühe, 100 g Tomaten, 50 g Karotten, 1 Teel. (5 g) Leinsamen, 30 g Buttermilch, Zitronensaft, Pfeffer, Kräuter
Grünkern in der Gemüsebrühe ca. 30 Minuten garen. Brühe durch ein Sieb abgießen. Grünkern, Tomatenschnitze, geraspelte Karotten und Leinsamen vermischen. Buttermilch mit Zitronensaft, Pfeffer und Kräutern verrühren und über den Salat geben.

Nährwertangaben, berechnet ohne Molke:
Eiweiß = 53 g, Kohlenhydrate = 142 g, Fett = 26 g, Ballaststoffe = 38 g, Brennwert = 1039 kcal/4353 kJ

Einkaufsliste / frische Zutaten:
1 Roggenbrötchen, 1 Birne, 100 g Staudensellerie, 150 g Karotten, 5 g Butter, 80 g Schellfischfilet, 100 g Himbeeren, Süßstoff, 75 g Tofu, 1 Scheibe Roggenbrot, 30 g Grünkern, 30 g Buttermilch

Vorbereitung für Tag 19:
– mittags 50 g Kartoffeln für den nächsten Tag mitkochen

Datum: Gewicht:	**Molke**	Obst	Gemüse/ Gemüsesuppe	Ernährung
Frühstück	200 ml Molke			
Zwischenmahlzeit	200 ml Molke			
Mittagessen	200 ml Molke			
Zwischenmahlzeit	200 ml Molke			
Abendessen	200 ml Molke			
Abendsnack	200 ml Molke			
Bewegungsbewertung:				
Molke - positive Einflüsse:				
Sonstiges:				

19. Tag – Lünn-Molke-Diät

Frühstück:
Apfel-Aprikosen-Müsli

30 g ungeschwefelte getrocknete Aprikosen, 1 mittelgroßer (150 g) Apfel, 4 Eßl. (35 g) Roggenflocken, 1 Eßl. (10 g) Leinsamen, 100 ml Molke, 10 g Quark, 1 Teel. (5 g) Sonnenblumenkerne
Aprikosen und Apfel klein schneiden und mit den Roggenflocken und dem Leinsamen vermischen. Molke mit Quark verrühren und darübergießen. Sonnenblumenkerne rösten und darüberstreuen.

Zwischenmahlzeit 1:
Obstsalat mit Honigmolke

150 g Obst (Apfel, Orange, Banane), 100 ml Molke, 1 Teel. (5 g) Honig, Zimt, Zitronensaft
Obst klein schneiden. Molke mit Honig verquirlen, mit Zimt und Zitronensaft abschmecken und über das Obst gießen.

Mittagessen:
Karotten-Zucchini-Creme-Suppe mit Tofu

100 g Karotten, 100 g Zucchini, 50 g Kartoffeln (vom Vortag), 250 ml Gemüsebrühe, 50 g Tofu, 30 g Zwiebel, 3 g Olivenöl, Schnittlauch, Petersilie, 50 g Roggenbrot
Karotten und Zucchini klein schneiden. Karotten in etwas Gemüsebrühe andünsten, dann Zucchini, Kartoffeln und restliche Gemüsebrühe zugeben. Das Ganze pürieren. Tofu abtropfen lassen, in Scheiben schneiden und trocken tupfen. Zwiebel in Würfel schneiden. Tofu und Zwiebel in Öl ca. 2 Minuten anbraten und dann zur Creme-Suppe geben. Mit Schnittlauch und Petersilie dekorieren. Dazu gibt es Roggenbrot.

Zwischenmahlzeit 2:
Bananen-Quark

½ Banane, 50 g Quark, 2 Eßl. (17 g) Leinsamen, 50 ml Molke
Banane, Quark, Molke und Leinsamen pürieren. Trinken Sie mindestens 2 Gläser Molke zur Zwischenmahlzeit.

Abendessen:
Gemüserisotto

1 (50 g) Zwiebel, 50 g Natur-Reis, 100 ml Gemüsebrühe, 1 Teel. (5 g) Öl, 75 g Zucchini, 150 g Tomaten, 1 Eßl. (10 g) Tomatenmark, Petersilie, Pfeffer, Gewürze, 1 Eßl. (10 g) Sonnenblumenkerne

Reis in Öl anrösten, gehackte Zwiebeln zugeben und glasig dünsten. Brühe angießen und 15 Minuten garen. Zucchinischeiben, Tomatenschnitze und Tomatenmark zugeben. 10 Minuten garen. Mit Petersilie, Pfeffer und Gewürzen abschmecken und mit Sonnenblumenkernen garnieren.

Nährwertangaben, berechnet ohne Molke:
Eiweiß = 43 g, Kohlenhydrate = 174 g, Fett = 32 g, Ballaststoffe = 38 g, Brennwert = 1170 kcal/4902 kJ

Einkaufsliste / frische Zutaten:
35 g Roggenflocken, 100 g Karotten, 175 g Zucchini, 50 g Tofu, 1 Scheibe Roggenbrot

Datum: Gewicht:	**Molke**	Obst	Gemüse/ Gemüsesuppe	Ernährung
Frühstück	200 ml Molke			
Zwischenmahlzeit	200 ml Molke			
Mittagessen	200 ml Molke			
Zwischenmahlzeit	200 ml Molke			
Abendessen	200 ml Molke			
Abendsnack	200 ml Molke			
Bewegungsbewertung:				
Molke - positive Einflüsse:				
Sonstiges:				

20. Tag – Lünn-Molke-Diät

Frühstück:
Schokomüsli

60 g Joghurt, 1 Teel. (5 g) Honig, ½ Teel. (3 g) Kakaopulver, 4 Eßl. (35 g) Müslimischung, 1 Eßl. (10 g) gequollener Leinsamen, 1 mittelgroßer (150 g) Apfel, 1 Teel. (5 g) gehackte Mandeln (evtl. rösten)
Joghurt mit dem Honig und dem Kakaopulver verrühren. Getreide, fein geriebener Apfel und die Mandeln unterrühren.

Zwischenmahlzeit 1:

Molke, 200 g Honigmelone

Mittagessen:
Seelachs auf Mischgemüse

150 g Tomaten, 100 g Karotten, 50 g Schalotten, 1 Knoblauchzehe, 75 g Seelachs, Jodsalz, 1 Teel. (5 g) Öl, Majoran, 2 Scheiben unbehandelte Zitrone, 200 g Kartoffeln
Tomaten, Karotten und Schalotten in Scheiben schneiden. Knoblauch in kleine Würfel hacken. Seelachsfilet säubern und sehr sparsam salzen. Pergamentpapier auf ein Backblech legen. Elektro-Ofen auf 180 °C vorheizen. In die Mitte des Papiers eine Portion Tomaten legen, darauf das Seelachsfilet. Knoblauch, Möhren, Schalotten und Tomaten aufschichten. Majoran und Öl darüber geben. Zitronenscheibe obenauf legen. Die Längsseiten des Papiers über den Inhalt übereinanderlegen. Die Enden einfalten und unter das Päckchen schlagen. 18 - 20 Minuten auf mittlerer Schiene im Ofen garen. Kalt oder warm servieren. Beilage: Pellkartoffeln

Zwischenmahlzeit 2:
Joghurt-Birnen-Creme

150 g Birne, 50 g fettarmer Joghurt, 1 Teel. (5 g) Sonnenblumenkerne
Birnenstückchen mit Joghurt pürieren und mit Kernen bestreuen.

Abendessen:
Quark-Kräuter-Brot mit Gurkensalat

1 Scheibe (60 g) Vollkornbrot, 50 g Magerquark, feingeschnittene Kresse, Petersilie, Paprikapulver, Kräuter aller Art, 150 g Salatgurke, 50 g geraspelten Apfel, 30 ml Buttermilch, Saft ½ Zitrone, Pfeffer, Kräuter

Magerquark mit Kresse und Petersilie vermengen und mit Paprikapulver und Kräuter abschmecken.

Geraspelten Apfel auf Gurkenscheiben geben. Die Buttermilch mit dem Zitronensaft verrühren. Mit Pfeffer und Kräutern abschmecken. Das Buttermilch-Dressing über den Salat geben.

Nährwertangaben, berechnet ohne Molke:
Eiweiß = 50 g, Kohlenhydrate = 169 g, Fett = 23 g, Ballaststoffe = 32 g, Brennwert = 1103 kcal/4622 kJ

Einkaufsliste / frische Zutaten:
Kakaopulver, 200 g Honigmelone, 100 g Karotten, 50 g Schalotten, 75 g Seelachs, 1 Birne, 1 Scheibe Vollkornbrot, 150 g Salatgurke, 30 ml Buttermilch

Datum: Gewicht:	**Molke**	Obst	Gemüse/ Gemüsesuppe	Ernährung
Frühstück	200 ml Molke			
Zwischenmahlzeit	200 ml Molke			
Mittagessen	200 ml Molke			
Zwischenmahlzeit	200 ml Molke			
Abendessen	200 ml Molke			
Abendsnack	200 ml Molke			
Bewegungsbewertung:				
Molke - positive Einflüsse:				
Sonstiges:				

21. Tag – Lünn-Molke-Diät

Frühstück:
Roggenbrötchen mit Kiwi-Bananenmus

1 (75 g) kleine Kiwi, 1 (125 g) kleine Banane, 1 (60 g) Roggen-brötchen, 1 Eßl. (10 g) Leinsamen
Kiwi und Banane mit einer Gabel zerdrücken und auf das Brötchen geben. Mit Leinsamen bestreuen. Trinken Sie reichlich Molke oder Tee (mindestens zwei Tassen) zum Frühstück.

Zwischenmahlzeit 1:

Molke, 150 g Birne

Mittagessen:
Kartoffel-Karotten-Creme-Suppe

200 g Kartoffeln, 125 g Karotten, 250 ml Gemüsebrühe, Prise Mus-katnuss, Dill
Gemüse klein schneiden und in 1/4 der Brühe fünf bis zehn Mi-nuten dünsten. Mit dem Pürierstab pürieren und mit der restlichen Brühe erhitzen. Mit Muskat würzen und den Dill untermengen.

Zwischenmahlzeit 2:
Beeren mit Quark-Creme

150 g Beeren (frisch oder TK), 75 g Quark, 1 Eßl. Molke, 1 Teel. (5 g) Honig, Zitronensaft
Quark, Molke, Honig und Zitronensaft verrühren. Beeren in die Creme untermischen.

Abendessen:
Putenbrustsalat mit Keimlingen

70 g Putenbrust, 20 g Kochschinken ohne Fettrand, 200 g Tomaten, 50 g Salatgurke, 50 g gekochter Sellerie, 60 g Natur-Reis, 5 g Öl, 5 g Senf, Zitronensaft, Kräuter, 1 Eßl. (10 g) gekeimte Sonnenblumenkerne, 1 Eßl. (10 g) Leinsamenkeimlinge
Putenbrust, Schinken, Tomaten, Gurke und Sellerie in feine Scheiben schneiden, gekochten Reis zugeben und vermischen. Salatsauce aus Öl, Senf, Kräutern und Zitronensaft zubereiten und mit den Keimlingen garnieren.

Nährwertangaben, berechnet ohne Molke:
Eiweiß = 61 g, Kohlenhydrate = 180 g, Fett = 22 g, Ballaststoffe = 42 g, Brennwert = 1187 kcal/4974 kJ

Einkaufsliste / frische Zutaten:
1 Kiwi, 1 Roggenbrötchen, 1 Birne, 125 g Karotten, 150 g Beeren (frisch oder TK), 70 g Putenbrust, 20 g Kochschinken ohne Fettrand, 50 g Salatgurke, 50 g Sellerie, 1 Eßl. (10 g) gekeimte Sonnenblumenkerne, 1 Eßl. (10 g) Leinsamenkeimlinge

Datum: Gewicht:	**Molke**	Obst	Gemüse/ Gemüsesuppe	Ernährung
Frühstück	200 ml Molke			
Zwischenmahlzeit	200 ml Molke			
Mittagessen	200 ml Molke			
Zwischenmahlzeit	200 ml Molke			
Abendessen	200 ml Molke			
Abendsnack	200 ml Molke			
Bewegungsbewertung:				
Molke - positive Einflüsse:				
Sonstiges:				

135

Monatsbeobachtung

Wenn Sie starke ernährungsbedingte Gewichtsprobleme haben, so kann Ihnen eventuell die nachstehende Tabelle zur Monatsbeobachtung hilfreiche Dienste leisten. Anstatt dass Sie nun tagtäglich eine Tabelle ausfüllen, können Sie hier eine einmalige monatliche Überprüfung durchführen.

Sie können zwar mit der Molke rasch Gewicht verlieren, Sie sollten aber Ihr Wunschgewicht idealerweise auf Monate oder Jahre hin stabilisieren. Der Erfolg ist nicht gegeben, wenn Sie mit einer beliebigen Diät 5, 10 oder 15 Kilogramm Gewicht verlieren. Der Erfolg ist erst dann gegeben, wenn Sie dieses Gewicht über Monate oder Jahre stabilisiert haben. Dabei sollte man sich auch nicht auf ein festes Körpergewicht festlegen. Das Körpergewicht kann in einem bestimmten Maße schwanken. Versuchen Sie Ihr Körpergewicht in einem bestimmten Rahmen zu halten. Dieser Bereich kann beispielsweise plus oder minus 5 % Ihres Normalgewichtes umfassen. Wenn Sie ein Normalgewicht von 60 kg haben, so wären Gewichtsschwankungen von 57 - 63 Kilogramm durchaus in einem vertretbaren Rahmen.

Dieser Monatstabelle liegt folgender Gedankengang zugrunde. Sie nehmen beispielsweise über drei Monate hinweg 12 Kilogramm ab. Sie haben dabei tagtäglich Ihre Molke getrunken, haben sich sehr viel körperlich bewegt, Ihr Essverhalten war einwandfrei und nun stagniert Ihr Körpergewicht im vierten oder fünften Monat. Anhand der Tabelle können Sie nun erkennen, ob sich irgendein Fehlverhalten eingeschlichen hat. Haben Sie beispielsweise zu wenig Molke getrunken oder sind Sie in Ihrem Essverhalten rückfällig geworden? Ebenso können Sie aber auch die positiven Seiten der Molken erkennen. Vielleicht bessern sich bestimmte Risikofaktoren, wie beispielsweise der Bluthochdruck oder Ihre allgemeine Lebensqualität steigert sich durch die Molke erheblich. Dies wird Sie dann zusätzlich motivieren.

Monatstabelle ausfüllen

Die Tabelle ist auf 12 Monate ausgelegt. Sie füllen daher einmal im Monat die jeweilige Spalte aus. Machen Sie Ihre Eintragungen bitte immer zu einem festen Tag im Monat. Sie beurteilen die jeweilige Eintragung immer rückwirkend für die letzten 30 Tage. Am besten fangen Sie direkt im Anschluss an die Lünn-Molke-Diät damit an.

Molke: Wie war Ihr Molkenkonsum der letzten 4 Wochen? Haben Sie regelmäßig Molke getrunken? Wieviel haben Sie getrunken? Tragen Sie beispielsweise die Zahl sechs ein, wenn Sie durchschnittlich täglich zwischen fünf und sieben Gläser Molke getrunken haben.

Gewicht: Hier tragen Sie das Gewicht ein, welches Sie an diesem Tage haben.

Ernährung: Wie haben Sie sich in den letzten vier Wochen ernährt? Vorbildlich oder haben Sie sehr viel genascht? Haben Sie sich vollwertig ernährt oder sind Sie rückfällig geworden?

Essverhalten: Wie war Ihr Essverhalten?

Bewegung: Haben Sie regelmäßig mindestens dreimal die Woche ein sportliches Bewegungsprogramm absolviert? Wenn nicht, tragen Sie bitte ein, wie oft Sie durchschnittlich etwas für Ihre Figur getan haben.

Sonstiges: Was hat die Molke sonst noch bewirkt? Wie haben sich Risikofaktoren (Blutdruck, Cholesterinwerte, Lipidwerte, Serum-Harnsäurekonzentration, Eisenwerte usw.) durch die Molke verändert? Haben sich andere positive Einflüsse eingestellt? Hat sich beispielsweise der Stuhlgang verbessert oder ist Ihre Haut schöner geworden? Sind Sie vitaler, haben Sie mehr Spaß am Leben oder sind Sie mit Ihren Freizeitgestaltungen zufrieden?

Probieren Sie doch einfach einmal, diese Tabelle regelmäßig auszufüllen. Kurze Angaben genügen. Sehen Sie diese Tabelle als Hilfsmittel auf dem Weg zu Ihrem Wunschgewicht an. Wenn Sie nun noch eifrig Molke trinken, wird sich der Erfolg recht bald zeigen.

	Molke (tgl. Menge)	Gewicht (kg)	Ernährung	Essverhalten	Bewegung	Sonstiges
1. Monat						
2. Monat						
3. Monat						
4. Monat						
5. Monat						
6. Monat						
7. Monat						
8. Monat						
9. Monat						
10. Monat						
11. Monat						
12. Monat						

Für handschriftliche Notizen

Sachregister

Rezeptregister

142

Literaturquellen:

1. Abnehmen - aber mit Vernunft, Bundeszentrale für gesundheitliche Aufklärung, Köln
2. Apotheken Umschau, Heft vom 15. Juli 1998, Wort & Bild Verlag Konradshöhe GmbH & Co, Baierbrunn bei München
3. Bachmann, Dr. med. Robert M.: Abnehmen mit der Säure-Basen-Diät, Gräfe und Unzer Verlag GmbH, München 1998
4. von Barsewisch, Gisa/ Kolep, Rosemarie: Die neue leichte Küche für jeden Tag, Naumann & Göbel Verlagsgesellschaft, Köln, Sonderausgabe 1988
5. Bohlmann, Friedrich: Schlank und fit ohne Diät, Gräfe und Unzer Verlag GmbH, München 1996
6. Brigitte, Heft 4 vom 4. Februar 1998, Gruner + Jahr AG & Co Druck und Verlagshaus, Hamburg
7. Brunner, Ruedi: Die A. Vogel Kur, Verlag A. Vogel AG, Schweiz/ Teufen
8. Corazza, Verena/ Daimler, Renate/ Ernst Andreas/ Federspiel, Krista/ Herbst, Vera/ Langbein, Kurt/ Martin, Hans-Peter/ Weiss Hans: Kursbuch Gesundheit, Verlag Kiepenheuer & Witsch, Köln 1990/1992/1997
9. Ellrott, Thomas und Pudel, Volker: Adipositastherapie, Georg Thieme Verlag 1997/1998
10. Elmadfa, Prof. Dr. I. und Aign, W. und Fritzsche, Dipl. Oec. Troph. D. und Muskat, Prof. Dr. E.: Die große GU Nährwert Kalorien Tabelle, Gräfe und Unzer Verlag GmbH, München 1997
11. Flade, Dr. med. Sigrid: Übergewicht natürlich behandeln, Gräfe und Unzer Verlag GmbH, München 1994
12. Haseltine, Helga u. Klosterfelde-Wentzel, Marlies: Die neue Brigitte Diät, Mosaik Verlag GmbH, München / Gruner + Jahr AG & Co, Hamburg 1992
13. Hofmann, Dr. Inge und Carlsson, Sonja: Kalorientabelle, Die macht wirklich schlank, Mosaik Verlag GmbH, 1998
14. Lucas, Prof. Dr. Med. H.: Das Neue Grosse Gesundheitsbuch, Südwest Verlag GmbH & Co. KG, München 1995
15. Lünn, Maren: Molke, Schmidt, Zwingenberg 1998
16. Markert, Dieter: Die Markert-Diät, Wilhelm Goldmann Verlag, München 1996
17. Meyer, Axel: Vollwertkost – so natürlich wie möglich, Goldmann Verlag
18. Nickel, Carin: Richtig Abnehmen, Georg Thieme Verlag, Stuttgart 1996
19. Rias-Bucher, Barbara: Brigitte – Vollwert Jeden Tag, Mosaik Verlag GmbH, München/ Gruner + Jahr AG & Co, Hamburg, 1989
20. Rias-Bucher, Barbara: Brigitte – Fleischlos glücklich, Mosaik Verlag GmbH, München/ Gruner + Jahr AG & Co, Hamburg, 1991
21. Schoberberger, Univ.-Prof. Dr. Rudolf u. Schoberberger, Dr. Christa u. Kiefer, Mag. Ingrid u. Zwiauer, Primarius Univ.-Doz. Dr. Karl u. Fleiß, Univ.-Prof. Dr. Otto u. Kunze, Univ.-Prof. Dr. Michael: Schlank ohne Diät für Kinder, Verlag des Österreichischen Kneippbundes Ges.m.b.H., Österreich/Leoben 1997[2]
22. Trurnit, Dr. Gisela: Essen & trinken mit Verstand, DAK/ Deutsche Angestellten Krankenkasse, Hamburg
23. Ulrich, Dipl.-Oecotroph. Antje: Schlank werden und schlank bleiben, Verlag für Nahrung, Gesundheit und Vitalität, Dexheim 1997
24. Wise, Karin: Wenn Essen zum Zwang wird, Pal Verlagsgesellschaft, Mannheim 1992
25. Wolf, Doris: Übergewicht, Pal Verlags GmbH, Mannheim 1985
26. Zehnder-Rawer, Ingrid: Gesundheits-Nachrichten, Zeitschrift für Naturheilkunde, Verlag A. Vogel AG, Teufen - Juli 1998, 55. Jahrgang